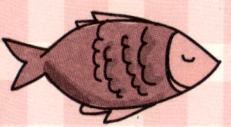

40种祛火润燥食物，300多道养生食谱，
为您解决上火的烦恼！

怎么吃不上火？

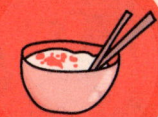

田建华　易　磊 ◎主编

中医专家告诉您不上火的饮食秘诀

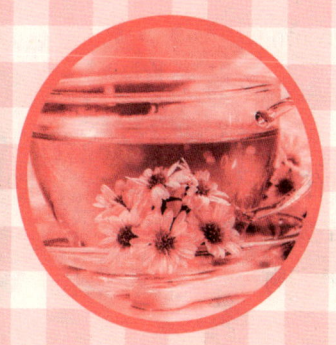
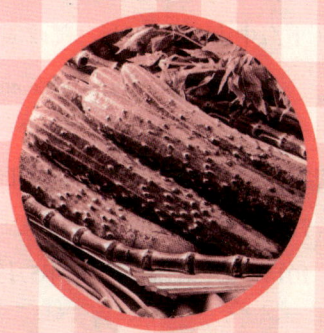
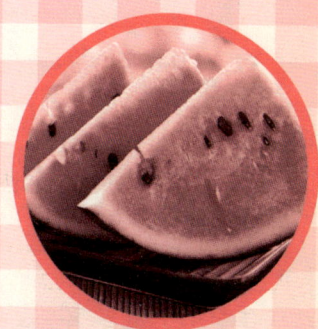

上海科学普及出版社

图书在版编目（CIP）数据

怎么吃不上火 / 田建华，易磊主编. —上海：上海科学普及出版社，2014.5

ISBN 978-7-5427-6077-7

Ⅰ.①怎… Ⅱ.①田… ②易… Ⅲ.①食物养生—基本知识 Ⅳ.①R247.1

中国版本图书馆CIP数据核字(2014)第064482号

责任编辑　王佩英

怎么吃不上火

田建华　易　磊　主编
上海科学普及出版社出版发行
（上海中山北路832号　邮政编码200070）
http://www.pspsh.com

各地新华书店经销　北京振兴源印务有限公司印刷
开本 710×1000　1/16　印张 18.25　字数 231 000
2014年5月第1版　2014年5月第1次印刷

ISBN 978-7-5427-6077-7　　定价：26.80元

前　言

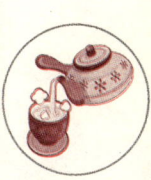

随着生活和工作压力的加大，很多人应酬越来越多，饮食不注意，上火也就变成家常便饭。对此，不少人认为，上火不是什么要紧事儿，至少不用着急去医院。其实这是不正确的，如果您忽视了上火对身体的伤害，可能就会后患无穷。因为中医学认为：百病皆由火生。比如，口干咽燥、腰膝酸软、目赤头晕、头痛失眠等，这些身体的"不舒服"大多与身体"上火"有关。此外，胃火可以有胃痛、便秘等症状，肺火有咯血、咳嗽、黄痰等症状，肝火有烦躁、失眠等症状。

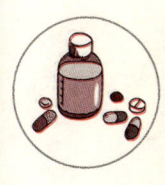

为什么会"上火"呢？原因很多，其中最关键的就是饮食，即一日三餐吃得不科学。本来可以不上火的，因为不顾自己体质，该吃的没有吃，不该吃的吃了一大堆，所以身体自然而然就"上火"了。还有就是食物搭配出了问题，不能搭配着吃的却稀里糊涂混着吃，导致身体阴阳失衡，邪火攻身，疾病缠身。

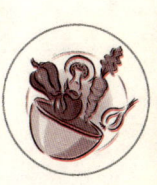

那么，上了火怎么办呢？许多人理所当然地认为应该吃药。比如：常用的清热泻火药有大黄、黄连、黄柏等；常用的解毒消肿药有连翘、金银花、大青叶

怎么吃不上火

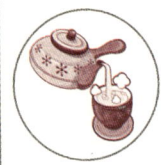

等。这些用于降火的药物好像所有人都能吃，其实不然。火分为虚火和实火，降火还要看患者是什么类型的火旺，是肝火旺还是肺火旺。所以，吃药要对症，不能盲目乱吃，否则不仅起不到降火的作用，还会适得其反。吃药是如此，饮食也一样要注意。有的水果属于热性，如荔枝、橘子、菠萝、桂圆、石榴等，上火者就不宜吃。由此可见，药物不能随便用，食物也不能随便吃，一定要合理用药和饮食。

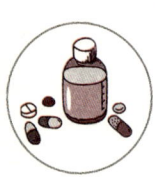

  本书从实际出发，从怎么吃不上火以及上火了怎么吃的角度，对不同脏火的主要表现，即"火象"进行说明的同时，分门别类又富有针对性地说明了每种脏火该如何用食物调治，不仅方便读者了解不同食物的配伍方法，还为大家提供了一些实实在在的饮食降火的良方，让读者熟悉不同食物性味的同时，得心应手地用食疗防治上火，吃出健康。

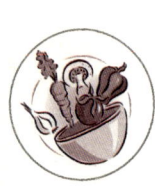

  另外，本书言吃但并不局限于"吃"，而是从实效出发，着眼降火的疗效，将经络穴位降火附录于后，既方便了读者选用，又拓宽了降火的方法，使读者轻松而便捷地收获健康。

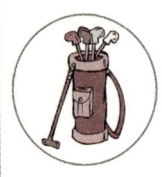

编　者

目 录

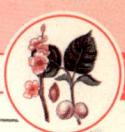

第一章 上火，听听中医怎么说

有火则生，身体不可一日无火……………………… 2

火分虚实，清热败火看准再下手……………………… 4

水果、蔬菜是最好的"灭火剂"……………………… 8

"对号入座"，不同体质吃不同水果………………… 10

凉茶"灭火"，适合自己的才最好…………………… 14

因人而异，不同人上火用药不同……………………… 18

上、中、下三焦：部位不同，用药不同……………… 22

解毒清心，五种方法教你熬煮绿豆汤………………… 23

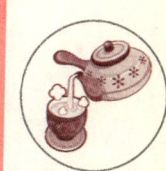

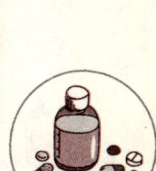

第二章 问一声，邪火你从哪里来

追根溯源，人是怎么上邪火的………………………… 26

膏粱厚味，肉吃多了"火"自生……………………… 29

童子不衣裘帛，皮毛丝棉生肺热……………………… 32

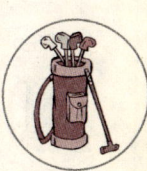

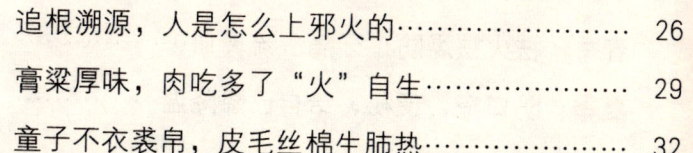

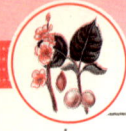

七七任脉虚，女子切子宫切出一身火⋯⋯⋯⋯⋯ 33

经常发怒，别让不良情绪成了"火"源⋯⋯⋯⋯ 34

喝水少，体内上火指数自然升高⋯⋯⋯⋯⋯⋯ 36

吸烟酗酒，身体上火没商量⋯⋯⋯⋯⋯⋯⋯⋯ 38

过度劳累，容易惹"火"上身⋯⋯⋯⋯⋯⋯⋯⋯ 39

滥服药物，也会让"火"缠身⋯⋯⋯⋯⋯⋯⋯⋯ 40

欲望太多，火气悄然滋生⋯⋯⋯⋯⋯⋯⋯⋯⋯ 41

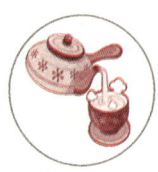

第三章　辨清"火象"，看你上的哪种火

辨清"心火"，心火旺的病症表现⋯⋯⋯⋯⋯⋯ 44

辨清"肝火"，肝火旺的病症表现⋯⋯⋯⋯⋯⋯ 46

辨清"脾胃火"，脾胃火旺的病症表现⋯⋯⋯⋯ 52

辨清"肺火"，肺火旺的病症表现⋯⋯⋯⋯⋯⋯ 56

辨清"肾火"，肾火旺的病症表现⋯⋯⋯⋯⋯⋯ 58

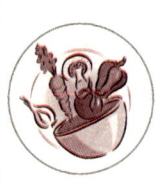

第四章　一年四季，祛火润燥因时而异

春季：祛火祛燥防止牙痛、流鼻血⋯⋯⋯⋯⋯ 64

夏季：防口疮、便秘，给自己降降温⋯⋯⋯⋯ 66

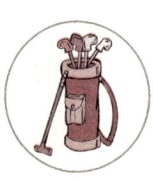

目录

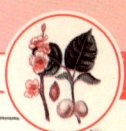

秋季：灭燥，大便不干，小便不黄……………… 69
冬季：润燥养阴，舒舒服服过冬……………… 71

第五章 应时而食，清热祛火"挑着吃"

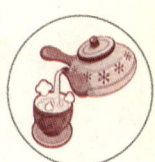

三月三：荠菜祛火明目赛灵丹……………… 76
早春时：菠菜是疏肝解秘的佳食……………… 80
三伏天：西瓜解暑除烦"乐得欢"……………… 86

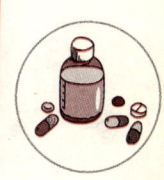

秋初时：肺热咳嗽离不开梨……………… 90
晚秋时：荸荠清热泻火除口臭……………… 97
初冬时：甘蔗治热病津伤、咳嗽……………… 101
隆冬时：白菜，清邪热的"菜中之王"……………… 104

第六章 巧搭配，上火食物不上火

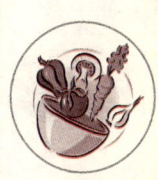

四多四少，"不上火"的饮食之道 ……………… 110
温凉搭配，上火食物吃着不上火……………… 112
荤素搭配，涮羊肉防火于"未燃"……………… 114
巧妙烹调，辣椒吃得过瘾不上火……………… 118
巧吃火锅，夏季这样吃火锅更健康……………… 119
三餐搭配，"配着吃"健康不上火……………… 123

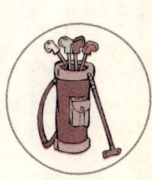

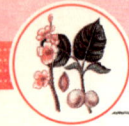

第七章　吃去心火，只选对的不选贵的

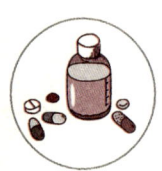

补中养神去心火，莲子重担一肩挑……………… 130

常吃赤小豆解热毒，小便"尿得出"……………… 136

百合祛除"内火"，养阴清热除心烦……………… 138

常喝淡竹叶汤，祛除心火保安康………………… 144

白茅根，清热止血的"卫士"……………………… 147

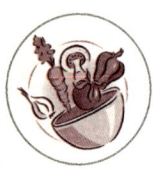

黑豆酒汤巧着啖，防病又强身……………………… 151

猪心是个宝，常吃无病身体好……………………… 155

疏风解表除烦躁，金银花是良药…………………… 159

祛除心火，做自己的保健医生……………………… 161

第八章　肝火亢盛，健康饮食救"肝苦"

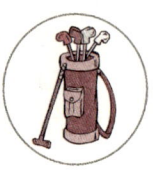

一根小苦瓜，消炎退热有奇效……………………… 164

菊花祛火，还除黑眼圈……………………………… 166

芹菜营养好，清热解烦疾病少……………………… 171

小小猪肝是个宝，祛火补肝离不了………………… 175

牡蛎是个宝，除去肝热身体好……………………… 179

吃菜选丝瓜，身体健康医生也夸奖………………… 181

祛除肝火，做自己的保健医生……………………… 184

目 录

第九章 脾胃火旺，吃对不花冤枉钱

绿豆，祛除脾火的"济世之良谷"……………… 188

妙用山药，补脾养胃不上火…………………… 191

吃对山楂，健胃消食祛百病…………………… 193

红薯，"长寿少疾"的治热佳品………………… 196

经常吃黄瓜，清热祛火长精神………………… 199

降脾火，三天不吃菇，身体要受苦…………… 202

胡萝卜，健脾化滞的"小人参"………………… 205

乌鸡，滋阴清热，健脾止泻…………………… 207

祛除脾胃火，做自己的保健医生……………… 208

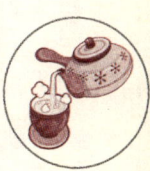
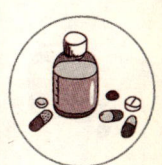

第十章 肺火旺，清肺化痰心别慌

千保健万保健，吃对枇杷也关键……………… 214

柿子降火又润肺，身体健康能翻倍…………… 216

清热化痰解便秘，竹笋是菜中珍品…………… 219

茼蒿，润肺补肝，增强记忆力………………… 221

白萝卜，止咳祛火"蔬中最有利者"…………… 223

银耳，滋阴润肺的"菌中之冠"………………… 228

黑木耳，润肺补气血的"素中之荤"…………… 229

祛除肺火，做自己的保健医生………………… 231

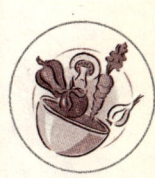
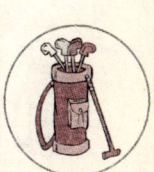

5

第十一章 肾火聚，滋阴补虚生元气

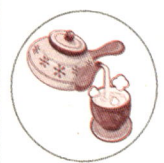

生精润燥止咳，舍"杞"用谁………………………… 236
猪腰，肾虚有热者的上好佳食…………………… 238
黑芝麻，补肝肾，润五脏，解肠燥……………… 240
葡萄，肺虚久咳的"水果之神"…………………… 242
祛除肾火，做自己的保健医生…………………… 244

第十二章 对症"祛火"，选对中药是关键

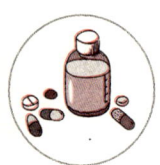

清热泻火，你该选择这些中药…………………… 248
清热燥湿，你该选择这些中药…………………… 251
清热解毒，你该选择这些中药…………………… 255
清热凉血，你该选择这些中药…………………… 259

附 录

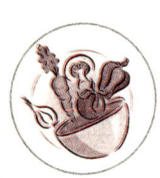

小小穴位是个宝，清热祛火离不了

手到火除，特效穴位祛心火………………………… 263
手到火除，特效穴位祛肝火………………………… 267
手到火除，特效穴位祛脾胃火……………………… 269
手到火除，特效穴位祛肺火………………………… 276
手到火除，特效穴位祛肾火………………………… 279

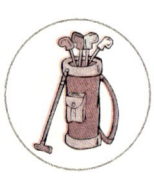

第一章

上火，听听中医怎么说

"火"是人体健康的一把双刃剑，一方面身体离不开"火"，"火"是身体的能源，它能促进人体新陈代谢；另一方面中医又用"火"来形容身体内的某些热性症状，即人体阴阳失衡后出现的内热证。因此，没有火不行，火大了也不行。那"火"到底是什么，邪火从何而生，又如何辨识"火"，自己身上有什么"火"？本章将为你一一揭晓。

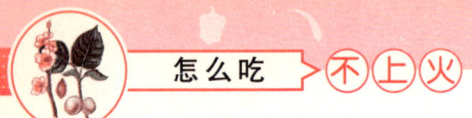 怎么吃不上火

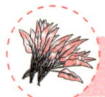 有火则生,身体不可一日无火

"上火"只是老百姓的通俗叫法。很多人一提起上火,就认为嘴上起泡、牙龈肿痛、口苦口干等都是上火,恨"火"恨得牙根痒痒的。其实,这里有一种误解。要解决"上火"的问题,首先对身体里的火要有一个正确的认识。

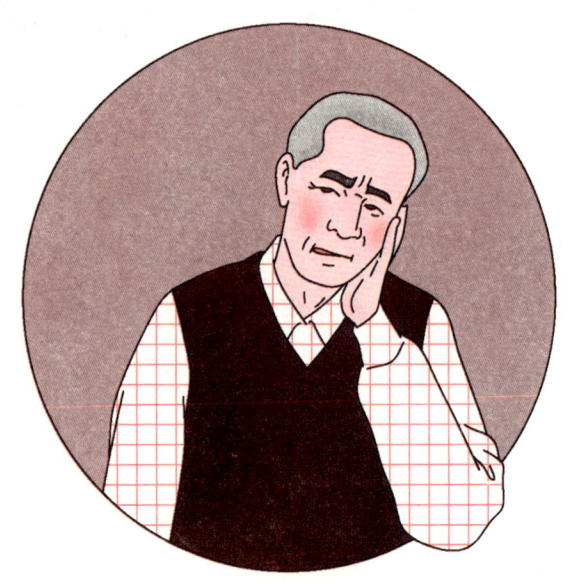

很多人去医院检查没有什么大病,但整天不是这儿不舒服就是那儿不舒服。比如,经常会出现口燥咽干、嘴唇干裂、大便干结、小便黄赤、手足心热,严重的还会出现头痛少汗、口舌生疮、咽喉肿痛、头胀头痛、耳鸣耳痛、暴发火眼、咳嗽无痰、暗流鼻血、牙龈肿痛等。这是什么毛病呢?这种症状在传统中医上被称为"上火"。

既然如此,身体里的火是不是一定要"斩草除根"呢?不,这也

第一章 上火，听听中医怎么说

是一种误解。事实上，人体里本身是有火的，如果没有火生命也就停止了，这把"火"就是所谓的生命之火。对身体而言，火起着不可替代的作用。可谓有火则生，无火则死。对此，有的人又会形成误解，即认为生命之火烧得越旺越好，这显然也是不对的，即使是生命之火也必须控制在一定的范围之内，如人体的正常体温应该在37℃左右，不能太高或者太低。如果火过亢人就会不舒服，会出现很多红、肿、热、痛、烦等具体症状。

具体来看，超过正常范围就会导致邪火滋生。邪火又分为虚火和实火，正常人体阴阳是平衡的，如果邪火加身，人体阴阳就会失衡。如果阴是正常的但是阳过亢，这就是实火。相反，如果阳是正常的而阴偏少，显得阳过亢，这就表现为虚火。

从五脏的角度来看，"火"起于五脏入经，因此中医上又有五火（心火、肝火、肺火、胃火、肾火）之说。把目赤肿痛称为"肝火"，鼻扇气喘称为"肺火"，口舌生疮称为"心火"等。对此，降不同脏器之火要因人而异，吃不同的药，用不同的食物。

1. 心火表现

心有火主要表现在舌，舌边尖发红，心烦意乱，多梦或睡不着觉，小便黄甚至有热辣刺痛感，口渴想大量饮水等。

2. 肝火表现

肝开窍于目，肝有火主要表现在眼干、眼痒、结膜炎、眼屎分泌；脾气暴躁易冲动，感觉压不住火，总想发脾气，有时甚至有胸肋刺痛感。

3. 肺火表现

肺有火主要表现为鼻及咽喉，鼻腔干燥、生疮、干咳、痰黄黏、

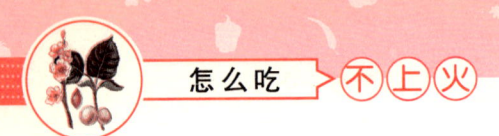

咽喉疼痛、肺部不爽、感觉憋闷等。

4. 胃火表现

胃有火主要表现在易饿、烦躁不安、便秘、牙痛、牙龈出血、舌红苔黄、鼻子出血、口臭等。

5. 肾火表现

肾有火主要表现为头晕目眩、耳鸣耳聋、牙齿松动或疼痛。傍晚烦热、口干、失眠、盗汗，伴有腰膝酸痛或胫骨痛、足跟痛及遗精等，舌红无苔。

归结起来看，中医上的"火"是在人体内的一种看不见的火，火是宇宙的物质，生命的能量，主导阳气，提供生命的能源，推动生命的进程。正是从这个角度，我们说火在人体内是必需的，但超出了正常的度就是"邪火"，就会导致疾病。这种"上火"或称"内火"，就是人体内阴阳失衡、机理失调的内毒热证。

火分虚实，清热败火看准再下手

上火是日常生活中十分常见的一种症状及体征，如面红目赤、咽燥声嘶、疖肿四起、红肿热痛、口腔黏膜糜烂、牙龈肿胀、烦躁失眠、鼻衄出血、舌红苔黄、尿少便干、发热出汗等。这些表现在中医上属于热证和火证的范畴，其原因多是风、寒、暑、湿、燥邪侵入机体生热化火的结果。

上火可按病因、病机不同分为两类症候，即实火和虚火。

实火多由外感六淫（风、寒、暑、湿、燥、火）所致，此外精神过度刺激、脏腑功能活动失调也可引起。实火患者表现为面红目赤、

第一章 上火，听听中医怎么说

口唇干裂、口苦燥渴、口舌糜烂、咽喉肿痛、牙龈出血、鼻衄出血、耳鸣耳聋、疖疮乍起、身热烦躁、尿少便秘、尿血便血、舌红苔黄、可有芒刺、脉实滑数。治疗上宜采用苦寒制火、清热解毒、泻实败火的原则和方法。

虚火多因内伤劳损所致，如久病精气耗损、劳伤过度，可导致脏腑失调、虚弱而生内热，内热进而化虚火。根据病机不同，一般将虚火进一步分为阴虚火旺和气虚火旺两种病状。

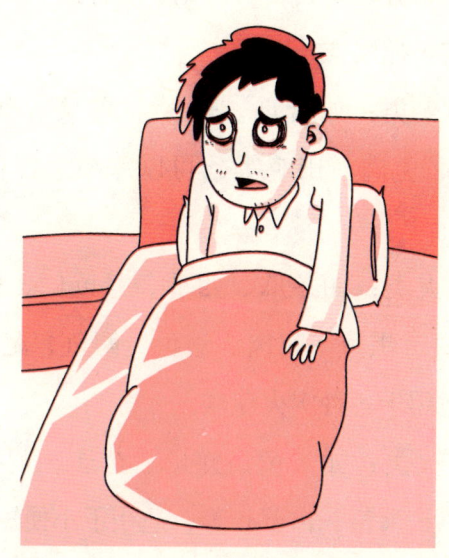

阴虚火旺者多表现为全身潮热、夜晚盗汗、形体消瘦、口燥咽干、五心烦热、躁动不安、舌红无苔、脉搏细数。治疗时应以生津养血、滋阴降火为原则。

气虚火旺者表现为全身燥热、午前为甚、畏寒怕风、喜热怕冷、身倦无力、气短懒言、自汗不已、尿清便溏、脉大无力、舌淡苔薄。治疗时应以补中益气、强肾兴阳、甘温除热为原则。

综上所述，实火和虚火不仅病因、病机、临床表现不同，而且治

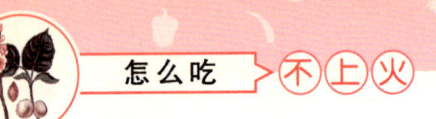

疗原则及具体治法也有所不同。如果降火的时候，不管是实是虚，而一律用同一方法清热败火，则有可能非但治病不成，反而加重病情。因此，上火时，应首先分清实火还是虚火后，再决定治疗方案，是一件十分重要的事情。

怎么让升起来的火降下去呢？具有清热败火作用的食物种类较多，一般针对上火时不同症候可分以下几类：

（1）清热解毒类：如菊花、黄瓜、板蓝根、番茄、竹笋、绿豆、豆腐、芹菜、荸荠、菱角、马齿苋、金针菜等，多有抗菌消炎作用，适用于各种实火症候。

（2）苦寒制火类：如苦瓜、苦菜、蕨菜、丝瓜、田螺、茄子、小米、荞麦、兔肉、田鸡等，可以寒凉之性化热降火，多用于实火症。

（3）利湿泻火类：如冬瓜、西瓜、薏苡仁、扁豆、大麦、苋菜、甜瓜、赤小豆、黑鱼、鸭肉、鲤鱼、鲫鱼、泥鳅、莴苣、绿豆芽、鸡内金等，适用于各种实火症候。

（4）攻下实火类：如大黄、知母、黄连、黄芩、香蕉、马铃薯、芝麻、核桃仁、海蜇、白萝卜等，适用于小便短黄、大便干结、口干口苦、腹胀纳差等症候。

（5）凉血敛血类：如莲藕、梨、荸荠、生地黄、木耳、黄鳝、糯米、藕粉、荠菜、玉米须、芒果、鳗鱼、竹叶、白茅根、马齿苋等，可用于鼻衄、便血、尿血、牙龈出血等血热妄行的情况。

（6）甘温除热类：如党参、白术、白菜、荔枝、栗子、大枣、百合、黑芝麻、燕窝、蜂乳、高粱、茴香、刀豆、芥菜、樱桃、石榴、乌梅等，适用于气虚火旺的病况。

（7）滋阴降火类：如甲鱼、海带、紫菜、海参、菠菜、猪血、

第一章 上火,听听中医怎么说

猪肝、红糖、乌鸡、南瓜、蛤蜊、银耳等,多用于阴虚火旺、五心烦热、潮红盗汗、夜不能寐等症。

(8)补脏熄火类:如黑豆、山药、花生、牛奶、白木耳、鸽蛋、鹌鹑、黄鳝、羊肉、狗肉、韭菜、桑椹等,适用于因脏腑虚弱、阳气不举所致的各种虚火症候。

上火食疗时,应遵循以下原则:

(1)饮食品种要以松软稀酥、易于消化和吸收的食品为主,副食菜肴以蒸炖煮烧的品种为主,少食爆烤煎炸一类难消化的油腻之物。

(2)多摄入水分,以补充机体上火发热时水分的流失,并可促进新陈代谢,生津利尿,加速毒素的排泄和热量的散发。

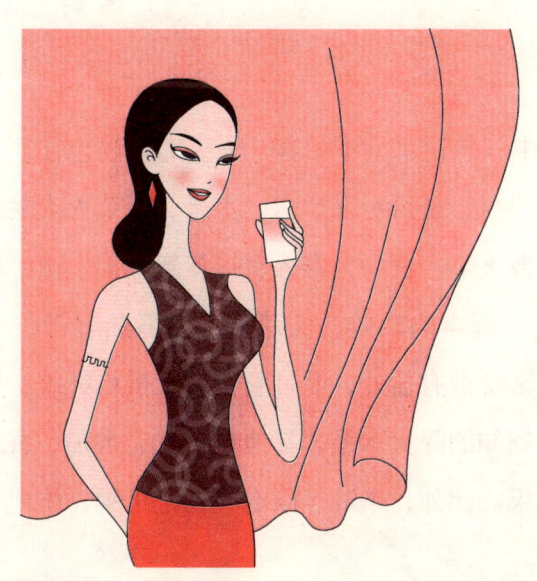

(3)不吃辛辣燥热的食物,如辣椒、干姜、生蒜、胡椒、浓茶、烟草、烈酒、咖啡、大葱等,以免生热助火、灼伤津液,加重病情。

（4）实火者宜多食寒凉清热食物，如绿豆、茄子、冬瓜、丝瓜、苦瓜等，忌助阳兴热的食物，如韭菜、羊肉、狗肉、高粱、桂圆、樱桃、杏等。

（5）虚火者应注意补充银耳、百合、桑椹、蛤蜊肉、龟肉等补益滋阴食物，不宜多食生冷瓜果以及各种寒凉食物。

需要说明的是，要重视辨证施食，分析上火虚实，有针对性地"下手"食疗，选择清热败火的食物。如果不分实火还是虚火，一概而论，则往往得不到好的疗效，有时甚至还会"火上浇油"。这就是一些患者不注意辨证施食，盲目自诊自疗而效果不佳的原因所在。

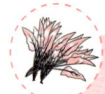 水果、蔬菜是最好的"灭火剂"

日常生活中，总说水火不相容，灭火的时候也往往要用到水，那么身体里邪火烧身，是否可以拿水、水果、蔬菜灭火呢？毋庸置疑，有些食物能"败火"。例如，春天有很多新鲜菜上市，这些蔬菜往往都有清热祛火、解毒的功效，像芹菜可以清热解毒，对肝火旺盛、皮肤粗糙的人来说很有益处，而且它含有大量粗纤维，可刺激肠胃蠕动。梨是众所周知的降火水果，其他如苦瓜、番茄、香蕉等，也是春天化燥的好蔬果。此外，平时可以泡些枸杞子喝，枸杞子能养肝，而且不容易上火。

多吃蔬菜水果：体内毒素的存在使血液氧化而偏酸性，而新鲜蔬菜、水果多呈碱性，可中和体内过多的酸性物质，又能将聚集在细胞中的毒素溶解，蔬菜水果中富含的纤维素还能起到肠道清道夫的作

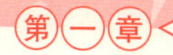 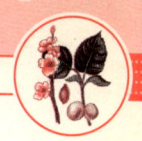

用,纤维素能像海绵一样吸附消化道的代谢垃圾和外界进入体内的有毒物质,并将其及时排出体外,缩短毒素在肠道的滞留时间,减少肠道对毒素的重吸收。

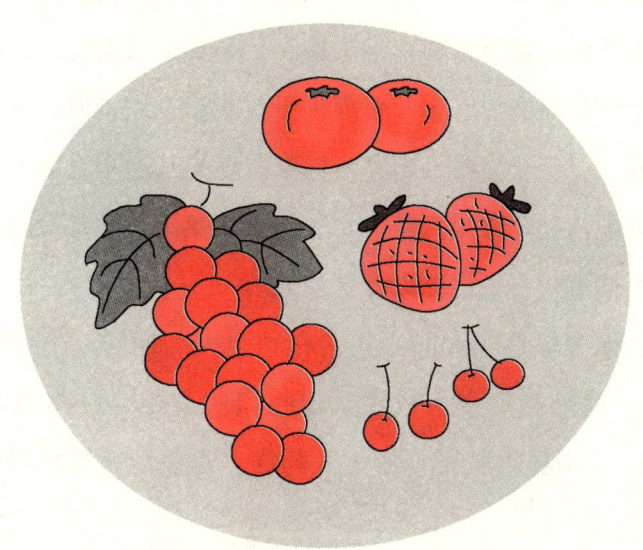

多吃"清火"食物:新鲜绿叶蔬菜、黄瓜、橙子、绿茶都有良好的清火作用,而胡萝卜对补充人体的B族维生素、避免口唇干裂也有很好的帮助。此外,可以口服各类清凉冲剂,如夏桑菊冲剂、金菊冲剂等对"清火"也很有效。

需要指出的是,蔬菜能生吃的要尽量生吃,因为生的蔬菜可以提供更多的纤维素。春季上市的菠菜有较强的排毒功效。

春天如此,冬天呢?冬天外界天气虽冷,但人们穿得厚,住得暖,活动少,可造成体内积热不能适当散发,再加上冬令饮食所含热量较高,所以很容易导致胃肺火盛,甚至人会出现"火盛三焦"现象。这个时候适当吃点凉菜或者喝点冷饮、凉开水祛火是可以的;但要注意,胃肠喜欢温热的东西,所以喝冷饮祛火要因人而异,尤其是

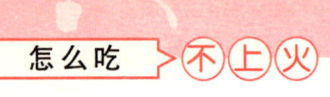

胃肠功能欠佳者需慎食。

除了水果和蔬菜，菊花、金银花、西洋参、铁皮石斛也都能清肝明目，但要注意不能随意吃，因为它们各自对应不同的"火"。菊花和金银花对应比较实的"火"，表现主要为咽喉发炎、痰液偏黄等感冒症状，检查血常规会发现白细胞偏高。如果是"虚火"，就可以用西洋参和铁皮石斛败火，主要表现为没有明显炎症，但感觉皮肤干、口干、咽喉干、舌头发红、舌苔不厚腻。正是从这个意义上，我们说不能见火就喝水、吃水果蔬菜。水、水果蔬菜灭火不是万能的，需要根据具体的情况进行选择，以保证疗效。

最后，还要保持平和的心态，在"上火"期间，不宜吃辛辣食物、喝酒、抽烟和熬夜，应注意保持口腔卫生，经常漱口，多喝水，并在医生指导下服用"清火"药物。避免情绪受到刺激而着急"上火"。

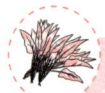 ## "对号入座"，不同体质吃不同水果

水果是最好的"灭火剂"，平时吃水果消火也是最受追捧的，因为在享受水果甘甜的同时还能解除人体之火，让身体阴阳调和，何乐而不为？但水果有"五性"之别，不能当作"灭火剂"，认为任何一种水果都适合自己。

水果因为可口兼营养，堪称人见人爱。不过，朋友们千万别小看了选择水果的学问，就像人有急性子、慢性子一样，水果也分性寒、性温、性热、性凉、性平。什么季节吃什么水果，只有"对号入座"，才能顺应个人体质，发挥水果有益健康的奇效。所以，不同的人应食用不同的水果。

第一章 上火，听听中医怎么说

水果分温、热、寒、凉、平性，与之相应，你必须先了解自己的体质，才能选对适合自己的水果。这里，我们将体质概括分为热性、寒性两大类。如果你是热性体质的人，则适合多吃寒凉性的水果；如果是寒性体质的人，则适合多吃温热性的水果。如果水果是属于平和性的，则两种体质都适合。不分热性寒性体质，吃了不适合体质的水果，不但于身体无益，还会"雪上加霜"，导致身体不适。中医食疗重视食物的不同性味和作用，就是用食物性味的偏胜来调整人体气血阴阳，扶正祛邪，以期"阴平阳秘，精神乃治"。

吃对了水果，我们就不会出现"凉上加凉""热上加热"的情况，造成身体不适，也才能达到利用水果养生的目的。那么，水果的"五性"具体是怎么划分的？

1. 热性水果

适合寒性体质的有：榴莲、黑枣、荔枝、桂圆（桂圆）、桃子、樱桃、水蜜桃。

2. 温性水果

适合寒性体质的有：芒果、板栗、椰子、金橘、红枣、李子、乌梅、红毛丹、杏子。

3. 平性水果

适合各种体质的有：百香果、柠檬、番石榴、酥梨、菠萝、葡萄、莲雾、柳橙、甘蔗、木瓜、橄榄、梅子。

4. 凉性水果

适合热性体质的有：梨、苹果、杨桃、山竹、葡萄柚、草莓、枇杷、火龙果。

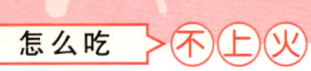

5. 寒性水果

适合热性体质的有：番茄（微寒）、西瓜、甜瓜、柚子、柑、橙、柿子、香蕉、椰子水、桑椹、奇异果。

春夏交替之际，具有生津止渴、润喉去燥功效的水果，是机体补充能量的最佳选择。但春夏"走俏"的水果大多性寒，并非人人皆适宜。因此，这里对日常食用的水果做一个宜忌的说明，以供选择。

梨

宜：梨有生津止渴、化痰清火、润肺去燥的功能，适宜肺热咳嗽、咽干喉痛、大便燥结、高血压以及肝炎、肝硬化患者。

忌：梨性寒冷，脾胃虚寒、消化不良及产后血虚的人不宜食用。

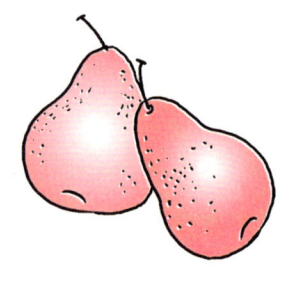

猕猴桃

宜：具有解热、止渴等功效。含丰富的糖分、维生素C等营养素，尤其维生素C的含量远远高于梨和苹果。

忌：脾胃虚寒者不宜多吃。

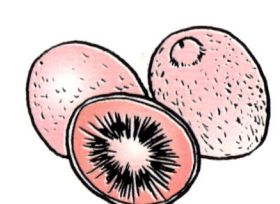

第一章 上火，听听中医怎么说

香蕉

宜：性寒，味甘微涩，具有清热止渴、清胃凉血、润肠通便、降压利尿的功效。十分适合口渴、便秘等阴虚肠燥、血热气滞者。

忌：香蕉会引发虚火，不适宜脾胃虚寒、阳气不足的人食用。

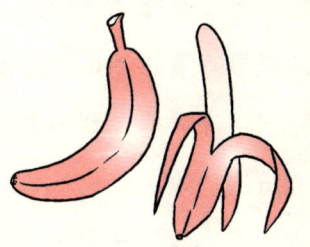

苹果

宜：性平，味甘酸，具有补心养气、生津止渴、健脾胃的作用。苹果营养十分丰富，含有的鞣酸、有机酸有收敛作用，果胶、纤维素有吸收细菌、毒素作用，因此能止泻；含有的纤维素能使排泄便利，有机酸有刺激肠道的作用，可以通大便。含有的钾元素能与体内过剩的钠元素结合，对防治高血压有益。

忌：脾胃虚寒者不宜多吃苹果。

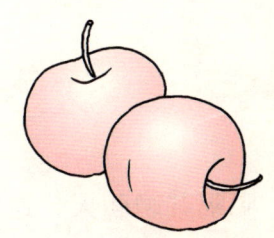

 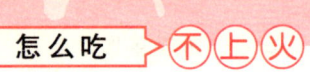

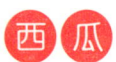

宜：夏季消暑珍品，凉甜可口。西瓜具有清热消烦、止渴解暑、宽中下气、疗喉痹、利小便、治血痢、解酒毒的功效。

忌：西瓜一次摄入过多，会引起消化不良或腹泻。

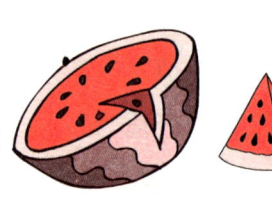

凉性水果配合凉性食物食用，降火效果更好。凉性食物有哪些呢？常用的有菊花、丝瓜、黄瓜、油菜、苋菜、芹菜、竹笋、茭白、菠菜、莲藕、芋头、茄子、萝卜、空心菜、豆腐、木耳、绿茶、绿豆、蛇胆、兔肉、黑鱼、鳗鱼、田鸡和甲鱼等。

凉茶"灭火"，适合自己的才最好

喝喝茶聊聊天，这已经成为很多人的生活品位。但喝茶远不只是附庸风雅，喝茶有喝茶的讲究。就普通大众而言，一般都是喝绿茶和红茶。这里要明确的是：绿茶是凉性的，有清火的作用；红茶是温性的，所以不主张有上火体质的人饮用。具体喝哪一种茶要根据身体情况来决定，如果是虚寒体质的人一般不容易上火，喝红茶就会起到保健作用。对特别容易上火的人建议喝绿茶。

夏天气温高，喝凉茶成为很多人图一时爽快的习惯。一般而言，

第一章 上火，听听中医怎么说

喝凉茶可以消暑祛火，还可以养生保健，因此成为很多人的最爱。殊不知，凉茶不宜随便喝，因为凉茶中一般配有不同的中药材，而每种清热的中药针对性各有不同，如果选择的凉茶和自身不匹配，不仅不

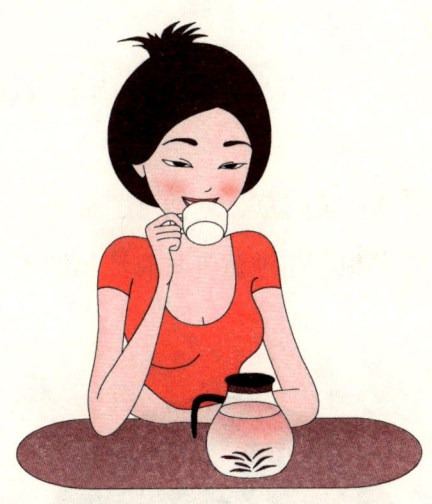

能养生，还会让你身体变虚。那么，该如何饮凉茶呢？不同的人体质不同，应做不同的选择，具体说来如下：

1. 体质阴虚者

症状表现：有口干舌燥、心烦气燥、大便干燥、盗汗、失眠和舌红少苔等症状。

凉茶类别：最好选用生地黄、沙参、玉竹、麦冬、天冬、玄参、银耳、石斛等具有清热养阴、生津止渴作用的中草药煎服或泡茶饮用。

2. 暑热湿重者

症状表现：多为发热、汗出不畅、头重身困、心烦气闷等暑热湿重症状。

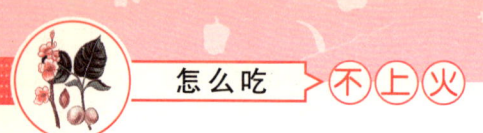

凉茶类别：选用佩兰、藿香、荷叶、薏苡仁、扁豆、莲子、西瓜皮等具有清热、除烦、祛湿、调畅汗液作用的中草药煎服或泡茶饮用。

3. 血气旺盛者

症状表现：血气旺盛，有高热、烦渴、面红目赤、尿黄便干、苔黄等症。

凉茶类别：最好选择鱼腥草、夏枯草、金银花、桑叶、菊花、薄荷、连翘、竹叶、白茅根、生地黄等具有清热解毒、凉血作用的中草药煎服或泡茶饮用。

4. 肝阳上亢者

症状表现：大多有头晕目眩、面红目赤、心浮气躁、声若洪钟等肝火旺盛的症状。

凉茶类别：选用龙胆草、莲子心、三七、射干、栀子、柴胡、玉米须等具有平肝潜阳、清心降火作用的中草药煎服或泡茶饮用。如伴便秘，可加适量生大黄或胖大海。

5. 风热感冒者

症状表现：多有发热头痛、咽痛咳嗽、出汗口渴等症状。

凉茶类别：最好选用连翘、金银花、荆芥穗、薄荷、淡豆豉、牛蒡子、桔梗、甘草、淡竹叶、芦根等具有清热解毒、疏散风热作用的中草药煎服或泡茶饮用。此类凉茶则宜放至稍温凉后服用。

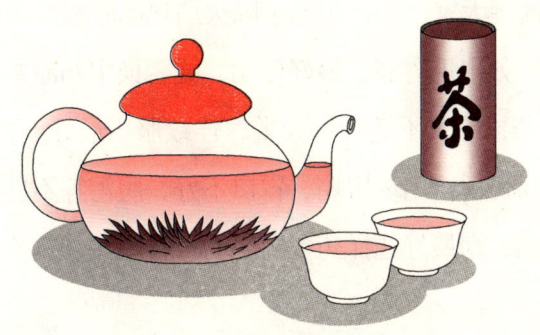

6. 神经衰弱者

症状表现：多有精神不振、失眠多梦等症状。

凉茶类别：最好选用远志、柏子仁、砂仁、益智仁、酸枣仁、五味子、知母、茯苓、甘草等具有养血安神、清心除烦功效的中草药煎服或泡茶饮用。此类药则应在睡前空腹服用。

7. 身材肥胖者

症状表现：过食肥腻、缺少运动、容易疲劳、动则喘甚和伴有"三高"（即高血糖、高血压和高血脂）等症状，或患有心脑血管病和糖尿病等。

凉茶类别：选用山楂、柿叶、菊花、绞股蓝、银杏叶、绿茶、花生衣、草决明等具有降血脂、减肥作用的中草药煎服或泡茶饮用。

 怎么吃不上火

凉茶中常用的中草药有很多种，但其针对性不同，不同的人应根据自身不同的情况选用不同的凉茶。比如：蒲公英可以消肿散瘀，适用于头疼发热；玉米须、淡竹叶则可以祛湿解暑，适用于小便不利；大青叶可以清热凉血；决明子、薄荷则可以清热通便；荷叶可以解暑，降脂降压；等等。另外，脾胃虚弱和胃寒之人应慎用凉茶。除了胃寒之外，胃酸过多、长期腹泻、结肠炎的患者也要慎用中药凉茶。

这里还要提醒大家一句，用凉茶降火清热的时候，要注意自己的感受，舒不舒服，如出现胃痛，最好停用，或者换中药凉茶。此外，中药凉茶毕竟是含药物的，不适宜每天喝，连续服用最好不要超过3天，服用时间过长容易伤胃，出现胃痛、胃口不好、腹泻等不良反应。如果夏季解暑长期使用，则最好选择药食同源的材料，如绿豆茶，或者适量喝一些绿茶等。

根据效用和口感，这里为消费者提供一个适用面较广的凉茶配方，在上火症状较轻的时候可以使用。

成分：金银花、菊花、麦冬、桔梗、甘草泡水，每次每种不超过10克。

功效：预防感冒、消热、解暑气。

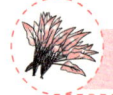 因人而异，不同人上火用药不同

上火不仅是成人的事儿，儿童饮食不当也能成为上火的"主角"，一家三口如何吃药才能不上火呢？这里就不同人上火的症状表现作一梳理，以期患者能有针对性地选用适合自己的药物。

1. 儿童

病症表现：儿童易发肺火，一般"火"大的儿童平素性情急躁、烦躁易怒、大便干结、手足心热、喜食冷饮，且食欲一般都比较差，睡觉时盖不住被子，喜欢俯卧而睡，口唇发红、舌质红、舌苔少、脉细而快。

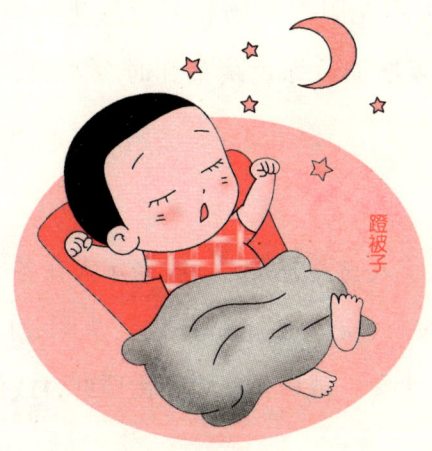

用药指导：肺热郁闭可服用通宣理肺丸、麻杏石甘汤；阴虚肺热可服用养阴清肺口服液或金果饮等。

2. 青年人

病症表现：青年人易发肝火，一般肝火旺盛时常伴有性急易怒、口苦咽干、眩晕、在头的两侧或头顶部涨痛、面红目赤、便秘、尿色赤、舌红苔薄黄、脉弦数。

用药指导：这类肝火旺盛的青年人可口服龙胆泻肝软胶囊、杞菊地黄丸等，而且要少吃酸味，多吃甘淡性温微辛的食物，以养肝健脾和胃，抗御外邪对人体的侵袭。

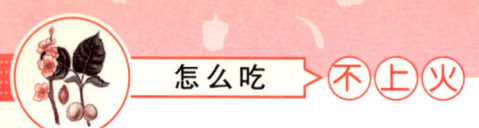

3. 中年人

病症表现：中年人易发胃火，一般有胃火的人表现为胸胁胀满、口苦咽干、多食善饥、口渴喜冷饮，伴有面红目赤、心悸失眠、性急易怒、畏热汗出、头晕目眩、小便黄赤、大便秘结、舌质红、苔黄燥、脉沉弦数有力。

用药指导：可用龙胆泻肝汤和清胃散进行清肝泻胃治疗，另外，平时饮食上应增加黄绿色蔬菜和时令水果，以补充维生素和无机盐。

4. 老年人

病症表现：老年人易发虚火，一般老年人在冬季易肾阴亏虚，从而容易出现腰膝酸软、心烦、心悸汗出、失眠，同时兼有手足心发热、盗汗、口渴、咽干，或口舌糜烂、舌质红，或仅舌尖红、少苔、脉象细数。

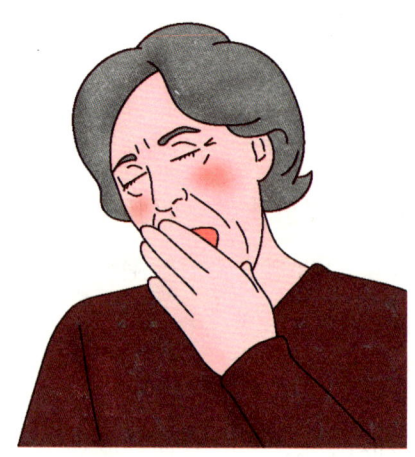

用药指导：可用知柏地黄丸给予滋阴降火，还可用滋阴药如龟板胶、六味地黄口服液等。还可多食富含B族维生素、维生素C及富含

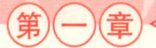

铁的食物,如动物肝、蛋黄、番茄、胡萝卜、红薯、橘子等。

老年人一旦出现误服或过服清热药必须立即停药,并在医生的指导下对症治疗。一般来说,可选用补阳益气、健脾固胃的方药。比如,人参10克,白术、茯苓、桂枝各15克,黄芪20克,泽泻、猪苓、升麻、柴胡、甘草各6克。水煎服,每周3剂。在矫治过程中,当服清热药所致症状基本消除时,应停药调养,避免矫枉过正。

5.妇女

病症表现:妇女易发心火,特别是更年期妇女,易受情绪刺激,烦躁不安,久久不能入睡。这主要是由于心肾阴阳失调而导致心火亢盛,从而出现失眠多梦、胸中烦热、心悸怔忡、面赤口苦、口舌生疮、潮热盗汗、腰膝酸软、小便短赤疼痛、舌尖红、脉数。

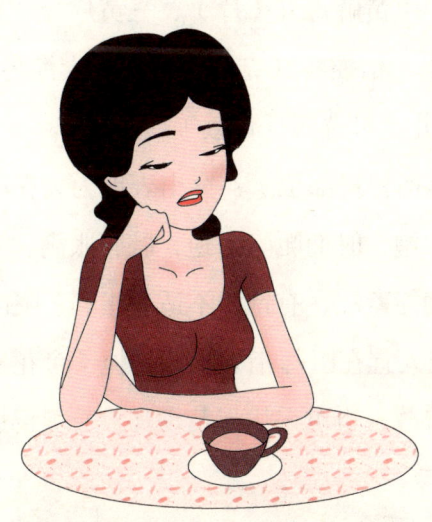

用药指导:可用枣仁安神丸、二至丸等滋阴降火药,平时饮食上应多食酸枣、红枣、百合或动物胎盘等补养心肾之品。

需要提醒的是,中药祛火不能作为长期调理用药,因为"是药

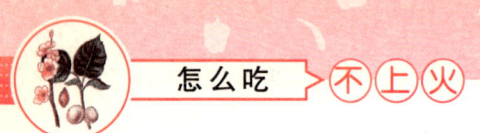

三分毒",比如,长期使用牛黄解毒片有可能造成慢性砷中毒等。如果1周以后症状不能缓解,就必须就医。

上、中、下三焦:部位不同,用药不同

上焦火(上焦指心肺部位):突出表现为"吃不进",火在心肺,症状有口干、口舌生疮、牙龈肿痛、唇裂、目赤、头晕、耳鸣及微咳等。儿童可表现为不愿吃饭、烦躁不安,甚至不愿喝水、口腔疼痛。起病时可见发热,多数为高热,在口腔内可见单个或成簇的小疱疹,周围有红晕,破溃后易形成溃疡。

用药指导:可在医师指导下选用上清丸、牛黄上清丸(片)、黄连上清丸(片)、牛黄解毒丸(片)、三黄片等。也可用菊花、金银花、薄荷、板蓝根、桔梗各10克,甘草、胖大海各6克,用沸水泡茶饮用,每日1剂。儿童可选服珠黄散等。

中焦火(中焦指脾胃部位):突出表现为火在脾胃,症状为时而胃火亢盛,食不知饱,时而呃气上逆,脘腹胀满,不思饮食。儿童主要表现为胃肠道功能紊乱,有饱胀不适、腹痛、呕吐、腹泻等症状。

用药指导:成人宜在医师指导下选用栀子金花丸、牛黄清胃丸、清胃黄连丸、清胃散,也可采用三黄汤加白芍煎汤服。儿童宜服七珍丹等。

下焦火(下焦指肝、肾、膀胱、大小肠部位):突出表现为"拉不出",炎在肝、肾、膀胱、大小肠等部位,症状为大便干结、小便短少、尿色黄赤、浑浊有味、尿痛、尿道灼热、小腹胀满、小便不利;妇女阴部时痒、白带增多,甚至带黄。儿童主要表现为眼屎多,

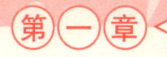 

头面部长红疹。

用药指导： 下焦火患者通常可在医师指导下选用三黄片、当归龙荟丸、栀子金花丸、龙胆泻肝软胶囊等。也可选用八正散、三金片、复方石苇片等。

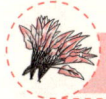解毒清心，五种方法教你熬煮绿豆汤

夏天，有许多人煮绿豆汤来消暑解毒，不失为较好的方法。绿豆汤怎么熬才更能解毒清心与消暑呢？

绿豆的清热之力在皮，解毒之功在内。因此，如果只是想消暑，煮汤时将绿豆淘净，用大火煮沸，10分钟左右即可，注意不要久煮。这样熬出来的汤，颜色碧绿，比较清澈。仅喝汤汁而不必吃豆就可以达到很好的消暑功效。如果是为了清热解毒，最好把豆子煮烂。这样的绿豆汤色泽浑浊，消暑效果较差，但清热解毒作用更强。

绿豆味甘性凉，可消暑止渴；由于其具有利尿下气的功效，因此食物或药物中毒后食用，还能起到排清体内毒素的作用，对热肿、热渴、热痢、痛疽、痘毒、斑疹等也有一定的辅助疗效。

绿豆与其他食品一起烹调，疗效更好，如防中暑可以喝绿豆银花汤：绿豆100克，金银花30克，水煎服用。

但是，绿豆性凉，脾胃虚寒、肾气不足、腰痛的人不宜多食。

这里为你提供夏日消暑饮品绿豆汤的五种制法，以便选用。

方法一

将绿豆洗净，控干水分倒入锅中，加入开水，开水的用量以没过绿豆2厘米为好，煮沸后改用中火，当水分要煮干时（注意防止粘

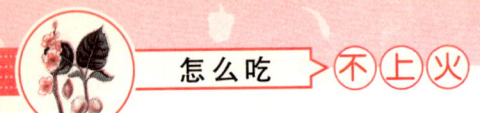

锅），加入大量的开水，盖上锅盖，继续煮20分钟，绿豆已酥烂，汤色碧绿。

方法二

将绿豆洗净，用沸水浸泡20分钟，捞出后放到锅里，再加入足量的凉水，旺火煮40分钟。

方法三

将绿豆洗净，放入保温瓶中，倒入开水盖好。3～4小时后，绿豆粒已涨大变软，再下锅煮，就很容易在较短的时间内将绿豆煮烂。

方法四

将挑好的绿豆洗净晾干，在铁锅中干炒10分钟左右，然后再煮，绿豆很快就可煮烂。

方法五

将绿豆洗净，用沸水浸泡10分钟。待冷却后，将绿豆放入冰箱的冷冻室内，冷冻4小时，取出再煮，绿豆很快酥烂。

第二章

问一声，邪火你从哪里来

邪火，中医指引起疾病的因素，亦指体弱引起的虚火。那么，身体里的邪火到底是怎么来的呢？是什么引起了邪火？研究显示，饮食是首要因素，膏粱厚味、少吃粗粮就可能导致邪火。生活习惯也是因素之一，孩子本来火气旺，如果过早穿裘帛，也可能导致邪火。此外，不良情绪也是导致邪火的来源之一。对此，本章将追根溯源，一一说明。

怎么吃不上火

追根溯源，人是怎么上邪火的

邪火就是人体的不平衡，那么人体的邪火到底是从哪里来的？是自身引发的还是外界因素导致的？中医学认为，邪火大部分还是由内而生的，外界原因可以是一种诱因。总的来说，还是身体的阴阳失调引起的。以中暑为例，这是外感火热最典型的表现，通常都是在温度过高、缺水、闷热的环境下待的时间过长，体温升高过快所致。

具体来看，引发"邪火"的具体因素很多。情绪波动过大、中暑、受凉、伤风、嗜烟酒以及过食葱、姜、蒜、辣椒等辛辣之品，贪食羊肉、狗肉等肥腻之物和中毒、失眠等都会"上邪火"。

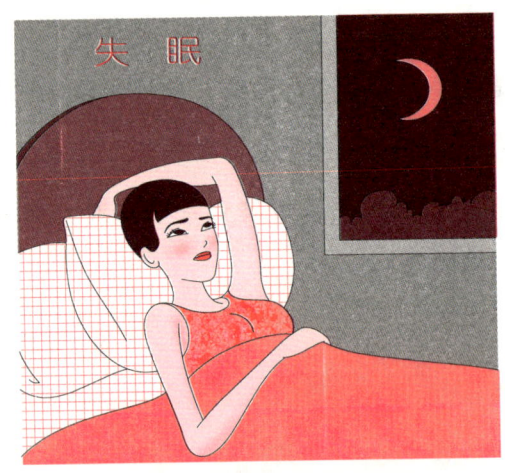

上邪火的部位不同，原因也不同，上邪火的名称也会不相同。中医把头昏、咽喉肿痛等偏上部位的火热症状叫"上焦火"，把烦热口渴、胃脘痛等中间部位的叫"中焦火"，把便秘、尿赤等偏下部位的叫"下焦火"。

第二章 问一声，邪火你从哪里来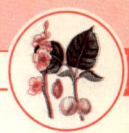

此外，又按脏腑开窍部位的不同，把"火"的表现分为几种不同的类型。具体来说，目对应肝脏，所以把目赤肿痛称"肝火"，鼻扇气喘对应人体的肺脏，所以称为"肺火"，口舌对应人体的心脏，所以把口舌生疮称为"心火"等。结合内在情况，这些火还可统分虚、实两大类，症状重，来势猛的属实火；症状轻，时间长并伴手足心热、潮热盗汗等的属虚火。

"上邪火"从不同的角度有不同的认识，可谓"远近高低各不同"，所以在治疗"上邪火"时要注意两点：一是在医师指导下选用中药，而不盲目使用西药。因中药是调理全身以治本为宗旨，而西药却多是针对症状治其标。二是遵照中医理论辨证施治。不能见"火"就用三黄片之类，有时并不奏效，反而误事。如治"中焦火"宜用清胃散等，治"心火"最好在医生指导下用导赤散等。治"实火"用三黄片、牛黄解毒片等药泻火。

那么，邪火怎么"上"身的呢？中医学认为，人体是相互联系的整体，身体各个部位都应该有不同程度的表现。也正是因为这个原因，西医把上邪火看作炎症反应，而中医则认为，它们与人体不同脏腑的"火热之邪"有关。这把"火"常会沿着人体经络上行，主要表现在头面部、口腔、咽喉等部位。

1. 口鼻干

上邪火远不止是嘴角起个泡泡那么简单，最容易通过面部器官表现出来，口鼻部的表现很"丰富"，诸如口舌生疮、嘴角溃烂、失眠多梦、尿黄刺痛、鼻干流血、咳痰黄稠等都是上邪火的表现。

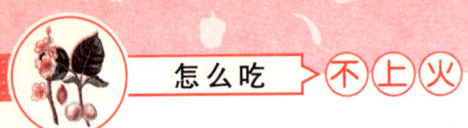

2. 吃不进

这看上去就是食欲减退的问题,实际上跟上邪火密不可分。不思饮食、牙龈肿痛、牙根发炎、口干口渴等。因此,到了春天,不少人食欲下降、牙口不好,不要简单地买点健胃消食片一吃了事,更要考虑很有可能是上邪火了。

3. 拉不出

大便干结,很多人都会想到可能是上邪火了,但急躁易怒、眼睛干痒、耳鸣头晕、声音嘶哑等症状却少有人想到跟上邪火有关系,其实这也都是上邪火的主要症状表现。

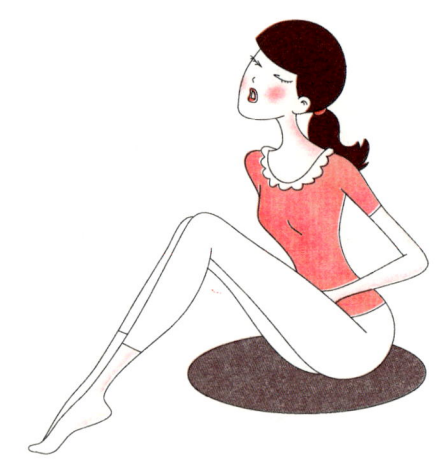

4. 身体虚

虚火主要表现为体形消瘦、腰膝酸软、失眠健忘、舌红少津等。阴虚导致上火症状有所不同,会心跳得不舒服,心悸,盗汗等。

第二章　问一声，邪火你从哪里来

膏粱厚味，肉吃多了"火"自生

俗话说"无肉不成席"。肉食对人体健康有着不可替代的作用。尤其是对青少年的生长发育，更有着重要的作用。清朝医学家章穆曾说："大抵肉能补肉，故丰肌体、泽皮肤，又能润肠胃、生津液。"这里指出了肉类对内滋养脏腑，对外润泽肌肤，并有利于生殖后代的功效。

所以，动物的肉类不仅可作为食物食用，而且也可以用来辅助治疗疾病。有句老话叫"血肉有情之品"，意思是说，某些活的东西身上长的部位，对人身有很大滋养之效，与人的情分很深，所以自古就有"血肉有情，非金石草木例也"以及"能栽培身肉之精血"的说法，也难怪人们对肉食的偏爱远远超出蔬菜、五谷之上。

像鸽子、公鸡、泥鳅、黄鳝、虾、狗肉、羊肉、动物肾以及生殖器、鹿茸等血肉有情之品具有很好的补阳效果；像牛奶、鸡蛋等具有

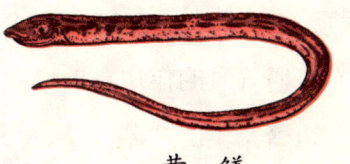
黄　鳝

很好的补阴血、益虚损的作用。这里值得一提的，就是人身上的一种血肉有情之品：胎盘，其中药名称又叫"紫河车"，为父精母血相合而成，能大补元阳，常用于治疗各种虚弱病症，是补品中的上品。

根据"血肉有情之品"的理论，中医还创立了"以脏补脏"的理论。也就是说，心功能不太好可以吃猪心，肝功能虚弱可以吃猪肝、鸡肝等，肺气肿可以吃猪肺，肾功能不好可以吃猪腰子等。在运用上，中医学往往还要联系"脏象学说"，这样效果会更好。比如：肝

怎么吃不上火

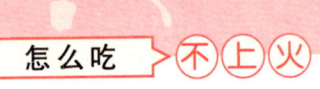

开窍于目，眼睛不好的人也可以多吃猪肝、鸡肝等；心主神志，失眠可以多吃猪心；高血压、高血脂等心血管疾病可以多吃猪血；眩晕、偏头痛、神经衰弱也可以多吃猪脑；肺主气，干咳可以吃白木耳炖猪肺；肾主水，水肿也可以吃猪肾；痔疮、肠炎可以吃猪大肠，脱肛可用川椒与猪大肠一起炖着吃；膀胱主排尿，小儿遗尿症可用猪膀胱加入车前草一起炖着吃。由此可见，肉类的药用作用的确是不可低估的。

当然，这里并非鼓励你大量吃肉，吃肉也是非常有讲究的，吃得不当还可能生出事端，轻则"上火"，重则生病。

首先，中医学认为，肉类属于膏粱厚味的食物，尤其是动物性脂肪、蛋白质丰富的食物，如肥猪肉、牛肉、羊肉等，以及以这些为材料的加工制品。过度进食这些食物对身体有害无益。比如过多摄入这些食物之后，会转化为脂肪，进而引起脂肪肝。这其实就是身体中了邪毒的表现。那怎么吃肉类才算健康呢？我们来看看中国的汉字，先看蔬菜的"蔬"，草字头，下面是个疏通的"疏"字，言外之意就是它有疏通气血的作用。所以，中医传统文化是主张大家多吃一些蔬菜的。再看荤菜的"荤"字，与"晕"字相通，言外之意就是这些东西要少吃，否则会生内热，造成身体"火气"不小，人就会越吃脑袋越糊涂。

所以，家庭的掌勺者一个重要的原则就是要适量节制膏粱厚味食物，注意做到平衡饮食。既有利于健康，又防"火"于"未燃"。要知道平衡膳食是健康的基础，要根据身体的营养需求，调整饮食结构，注意粮食、果蔬和动物性食物等几类食物之间的平衡。结合起来看，应多摄入以下食物。

第二章 问一声，邪火你从哪里来

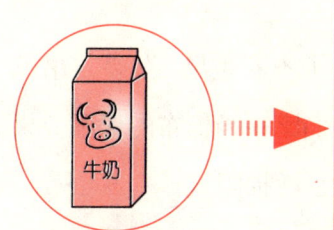

牛奶 很多人认为喝牛奶会加重"上火"，引起烦躁。其实，牛奶不仅不会"上火"，还能解热毒、去肝火。中医学认为，牛奶性微寒，可以通过滋阴、解热毒来发挥"祛火"功效，而且牛奶中含有多达70%的水分，还能补充人体因大量出汗而损失的水分。需要注意的是，不要把牛奶冻成冰块食用，这样很多营养成分都将被破坏。

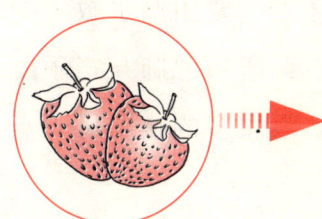

草莓 草莓不但好吃，还有药用价值。中医学认为，它有"祛火"功效，能清暑、解热、除烦。

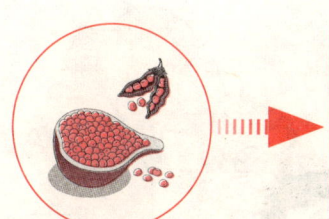

大豆 大豆在滋阴、"祛火"的同时还能补充因为高温而被大量消耗的蛋白质。

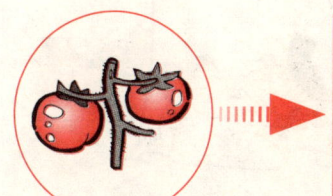

番茄 番茄营养很丰富，可以清热解毒、平肝"祛火"。

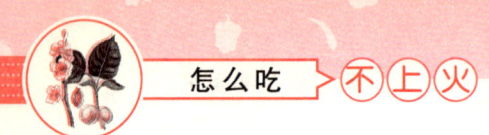 怎么吃不上火

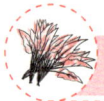 童子不衣裘帛，皮毛丝棉生肺热

元朝朱丹溪的《格致余论》中说："童子不衣裘帛。"裘、帛就是皮制品或丝棉物，小孩子不宜穿，因为它们比一般棉布的保温效果要好，穿了会生热，易使孩子身体燥热上火，耗损阴气。

孩子"火气重"，身上总是热乎乎的，大人冻得不行，他们手还热乎乎的。另外，每个孩子都是大人的心肝宝贝，一到冬天就里三层外三层地裹着，皮鞋、皮衣穿着，生怕冻着感冒，可事实是，越怕越出问题。特别是男孩子，很容易上火，而且一般是肺火，早上起床时眼睛被眼分泌物糊住了，要用温水敷才能软化下来。这是因为肺和皮肤有直接关系，所谓"肺开窍于皮毛"，皮毛散热不畅，火就郁在了肺里。眼屎多的孩子可喝点冰糖梨水降火。

不仅孩子是这样，成人的穿衣养生也有讲究，比如"春捂秋冻"。从立秋开始，人的气血从外面向里收了，一过立冬，气血都储存到里面去了，这时候要"冻"，是为了促进毛孔受凉后的关闭、紧缩，如果这个时候穿多了，皮肤为了散热而大开，就给随之而来的寒冷留下了可乘之机。这时也

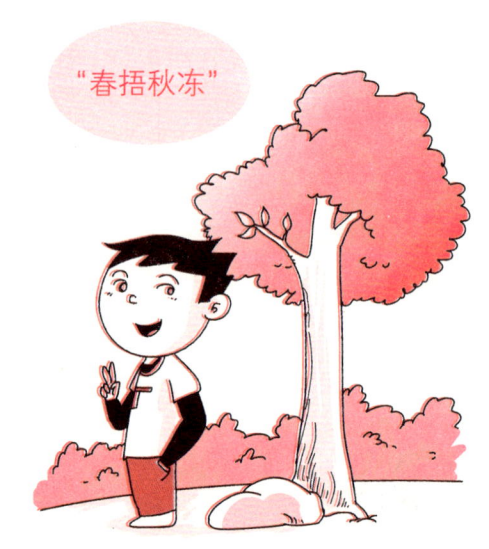

"春捂秋冻"

第二章 问一声，邪火你从哪里来

可适当多喝一些冰糖梨水降火。

冰糖梨水制作方法：将梨切块，和冰糖一起放锅里煮10分钟，或者只将梨块煮10分钟，出锅后加蜂蜜，都有清肺火的功能，特别是孩子因为肺热大便不通的时候，梨水有很好的通便作用。

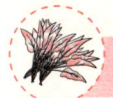 七七任脉虚，女子切子宫切出一身火

《黄帝内经素问》云："女子……七七任脉虚，太冲脉衰少，天癸竭，地道不通，故形坏而无子也。"意思是说，女子到了49岁，太冲脉衰了，肾水枯竭，月经停止，不能再生育了。甚至有女性将子宫切除，认为可以避免子宫癌等妇科疾病，其实，这是一个误区。

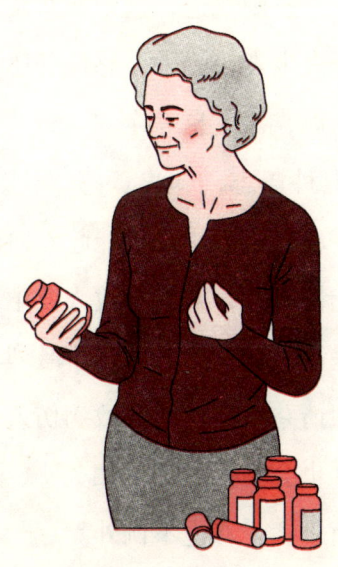

中医最讲究月经的顺畅正常。丘脑、脑垂体、卵巢、子宫四个环

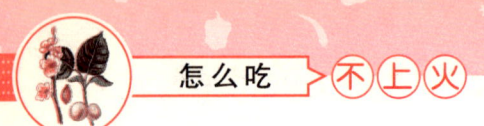

节决定女性的月经正常与否,缺一不可。如果把子宫切除了,月经就停止了,上面的整条通路就不顺畅了,内分泌失调的问题就会显现。

所以,中医讲"女子七七任脉虚",一般49岁之后的月经停止是正常现象,49岁之前,只要还在生育期(也就是还有月经时),切除子宫是要非常慎重的。需要明确的是,保持月经不是为了再生育,也不是为了保证激素分泌,而是为保证女性的身体之火有宣泄的途径,其健康价值值得我们关注。

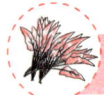经常发怒,别让不良情绪成了"火"源

人发怒时,通常会面红耳赤,这是因为气血上涌的缘故。《素问·生气通天论》说:"大怒则形气绝,而血菀于上,使人薄厥。"《素问·举痛论》说:"怒则气逆,甚则呕血及飧泄。"怒则气上,还可导致肝阳上亢、肝火上炎。另外,怒伤肝还可表现为肝失疏泄的肝气郁结,出现胸胁胀痛、善太息等症。

中医学认为人有七种情志,即喜、怒、忧、思、悲、恐、惊。在正常情况下,七情活动对机体生理功能起着协调作用,不会致病。但是内外刺激引起的七情太过,则能导致人发生多种疾病。太过,主要指两种情况:一种是情绪波动太大,过于激烈,如狂喜、盛怒、骤惊、大恐等突发性激烈情绪,往往很快致病伤人;另一种情况是七情持续时间太长、过久,也会伤人致病,如久悲、过于思虑、时常处于不良的心境,皆可积而成病,怒也不例外。

怒指暴怒或怒气太盛。它是由于某种目的和愿望不能达到,逐渐加深紧张状态,终于发怒。可表现为拍桌大骂、暴跳如雷、拳打脚

第二章 问一声，邪火你从哪里来

踢、伤杀人畜、毁坏物品等。在人体心、肝、脾、肺、肾五脏中，肝为将军之官，主怒，所以怒首先损伤的脏器就是肝，怒火越大，肝火就会越盛。因为肝主条畅气机，怒则气上，气机逆行，血随气涌。肝经跟着受累，两胁疼痛，胀闷不舒。如：肝火上炎会导致头热、头痛、面红、目赤、心烦易怒，夜寐不安，胁痛口苦；肝火亢胜，会导致形体消瘦，烦躁不安，性急易怒，头晕目眩，胁肋灼痛，口苦目赤，小便短赤，大便燥结；肝火犯肺，就会导致咳嗽气逆，痰出不爽，并伴有咽喉干燥，烦躁易怒，舌边尖红、苔薄黄而干；肝火犯胃就会导致吐血兼见心烦胸闷，善怒胁痛，口苦或口酸，多噩梦，或见唇青，或频作呃逆，舌质红，苔黄等。总之，轻者会肝气郁滞，食欲减退；重者便会出现面色苍白、四肢发抖，甚至昏厥死亡。《三国演义》中周瑜是一位"文武筹略，雄姿英发"的将才，但好生气发怒，被诸葛亮"三气"之下，大怒不止而死。

因此，肝火多由外界刺激引起，所以肝火的预防办法关键在于制怒，同时要注意休息，防止过度疲劳，因为身体劳累，就会使人情绪不稳而易怒。古代养生家都提倡制怒，清代东阁大学士阎敬铭作《不气歌》说：他人气我我不气，我本无心他来气，气下病来无人替，专心劝人戒怒。此外，平时要少食辛辣、海腥、过腻过酸、煎炸食品，以及羊肉、海虾、肥肉、乌梅等，以免火上浇油。另外，一些简单的药材或食物也有助于清火，比如药疗方面，肝太热者可用金菊花、溪黄草、夏枯草、白芍等平肝息火的药材合煎饮服，亦或者中草药茶饮保健，如黄连、黄芩等。

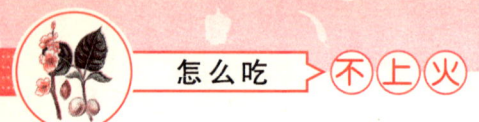

喝水少，体内上火指数自然升高

忙是现代人的生活常态，尤其是上班族，有时候忙得饭顾不上吃，水顾不上喝，以致出现口干舌燥、声音嘶哑、嗓子痛、小便深黄、大便干结，还经常会流鼻血。这种症状是由于喝水少而上火引起的。

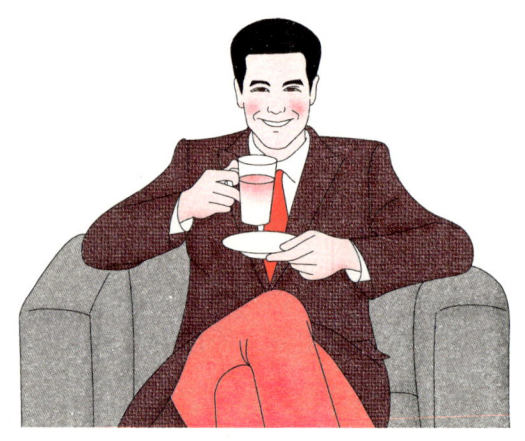

中医学认为，当你感觉口渴的时候，身体已经处于轻度脱水状态，即使拼命喝水补救，也难以平复身体的火气，所以不能等到口渴时再喝水。而且我们的呼吸、出汗、排尿都会带走身体的水分，身体处于缓慢失水状态后，血容量就会减少，废物就很容易沉积在体内，导致慢性中毒，引发上火、便秘等疾病。因此，身边要常备一杯水，不时喝上一口。

其实喝水也有一定的讲究。下面几点应注意：

1. 喝水忌太快、太急

很多人往往在口渴时才想起喝水，而且往往是大口吞咽，这种做法是不对的。喝水太快太急会无形中把很多空气一起吞咽下去，容易引起打嗝或是腹胀，因此最好先将水含在口中，再缓缓喝下，尤其是肠胃虚弱的人，喝水更应该一口一口慢慢喝。

2. 根据尿液颜色判断是否需要喝水

喝水应在两顿饭之间适量饮水，最好隔一个小时喝一杯。人们还可以根据自己尿液的颜色来判断是否需要喝水。一般来说，人的尿液为淡黄色，如果颜色太浅，则可能是水喝得过多，如果颜色偏深，则表示需要多补充一些水了。

3. 睡前少喝，睡后多喝

睡前少喝、睡后多喝也是正确饮水的原则，因为睡前喝太多的水，会造成眼睑水肿，半夜也会老跑厕所，使睡眠质量不高。而经过一个晚上的睡眠，人体流失的水分约有450毫升，早上起来需要及时补充，因此早上起床后空腹喝杯水有益血液循环，也能促进大脑清醒，使一天的思维清晰敏捷。

4. 多喝开水，忌喝生水

要多喝开水，不要喝生水。煮开并沸腾3分钟的开水，可以使水中的氯气及一些有害物质被蒸发掉，同时又能保持水中人体所必需的营养物质。

需注意的是，不宜喝放置时间过长的水。因为，放置时间过长或者饮用自动热水器中隔夜重煮的水，不仅丢失了各种矿物质，而且还有可能含有如亚硝酸盐等有害物质。

吸烟酗酒，身体上火没商量

吸烟也会引起人体上火。抽烟时，热量通过烟雾进入人体肺部，会导致人的体温微量上升，久而久之就会导致人体上火。抽烟后咽喉发干、疼痛，正是抽烟上火的典型表现。吸烟一方面污染了环境，让人体吸入了许多有害的化学物质，一方面也会消耗体内的津液，时间长了就会引起阴虚火燥，诱发肺炎、干咳等疾病。因此，当你吸烟的同时，也点燃了人体内的"火"，为了自身的健康，远离疾病，应尽早戒烟。

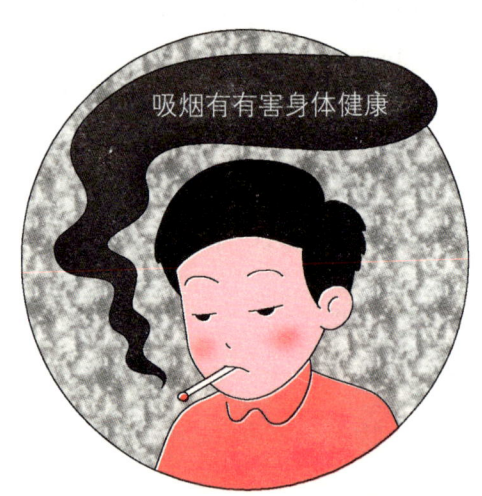

吸烟有有害身体健康

酒，不少人都贪恋这杯中之物。但酒是热性的，因此，人们在饮完酒之后就会有心跳加速、身体发烫等反应。在寒冷的冬天，有些人会饮些白酒来增加体内的阳气，以抵御寒冷。对于阳气不足、体质偏阴的人来说，适当地喝些白酒可以保持体内的阴阳平衡。但对于阳虚体质者和一般人来说，长期大量饮酒就会导致人体上火。青少年处于生长发育阶段，对酒精的危害更为敏感，乙醇对孕妇的

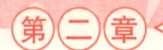

有害作用波及胎儿发育,甚至诱发胎儿先天性畸形,所以青少年及孕妇应忌酒。

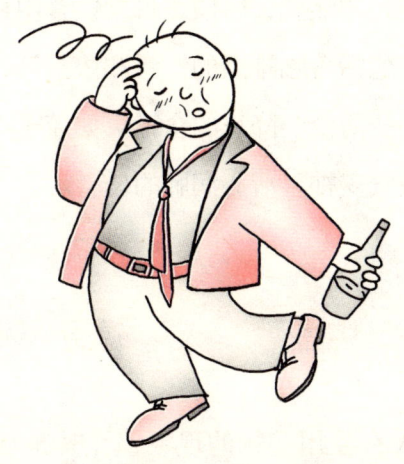

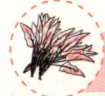
过度劳累,容易惹"火"上身

如今社会竞争日趋激烈,生活压力越来越大,"劳累"已日益成为普遍现象。人们因忽视其严重后果而至酿成大患时,已悔之晚矣。

熬夜和高强度工作,不仅会使人精神委靡,更容易使人上火。生活中,我们常常会有这样的体验:长期熬夜工作以后,嘴里就会起泡,脸上会有痘痘,甚至牙龈也会出血或者出现便秘。这是怎么回事呢?

医学专家认为,当人体过度劳累的时候,人体的津液和正气都消耗得特别快,抵御火邪的"防线"就自然变弱。因此,"火"自然就会轻而易举地侵入人体,引起各种上火症状。一般人只要调整作息时间,保证充分的休息和饮食,体内"正气"得到恢复,人体的"火邪防线"又重新稳固起来,就能击退"火",恢复健康。但是对于那些长期劳累所致的慢性上火,通常是由于"虚火内灼"引起的,是因为

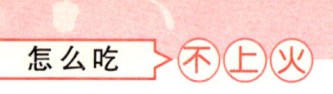 怎么吃不上火

消耗了机体正气和津液,造成"阴虚火旺"。对于这些人来说,在祛火之前,要先通过食疗等方式补足身体长期缺乏的正气,如熬夜者阴亏阳亢而产生阴虚内热的症状,所以在日常饮食中,要注意少吃一些具有刺激性的食物,包括含咖啡因的饮料和浓茶等,以防体内上火。此外,还可以选择一些清淡、降火的食谱,如莲子百合饮、红枣银耳莲子汤等,都是能益气安神、清心润肺的佳肴。

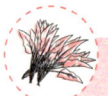 **滥服药物,也会让"火"缠身**

生活中,许多人有滥用药物的现象,尤其是咽喉痛、感冒上火这样的小毛病,往往凭自己的经验去药店买点祛火药、感冒药一吃了事。还有的人担心自己营养不良,会给自己买许多营养保健品。但"是药三分毒",用药不当不但不能保健强身,反而会给身体带来许多危害,火气缠身就是其中的一种。

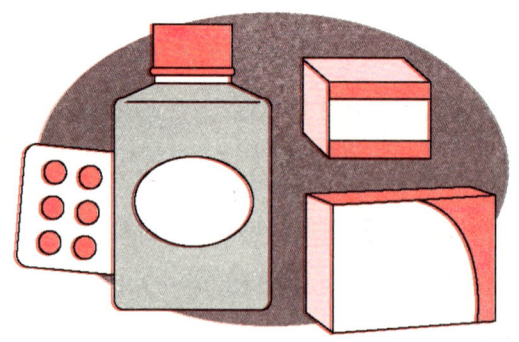

许多药物服用不当都可能导致身体津液消耗过度或阳气亢奋,从而引起上火。许多人感冒后会出现发热、咳嗽、鼻塞、流鼻涕等症状,这些看似相同的症状却往往是由不同的原因引起的。如风热感

冒需要辛凉解表、泻火清热，而风寒感冒则要宣肺散寒、辛温解表。如果风热感冒的人误选了辛温散寒的药物，就会使火气加重，引起上火；如果风寒感冒的人误选了辛凉解表的药物，就可能使寒邪滞留体内，从而导致感冒反复发作，时间长了就会让"火"缠身。

许多身体虚弱的人会把营养保健药当作万灵丹，可事实上，每一种保健药物都是有其针对的特定人群的。有的能够降血糖、降血脂或降血压，有的能够增强人体的免疫力，还有的能够补充各种维生素、矿物质。只有了解身体的需求，对症选择，才能够找到适合自己的营养保健药。如果随意滥用保健药，不仅不能强健身体，还会导致疾病。

因此，服药时一定要遵医嘱，无论服药、停药都应该咨询专业医师，在医师的指导下科学用药，不要因为用药不当给自身带来危害。

欲望太多，火气悄然滋生

欲望是一个人想得到某种东西或想达到某种目的的要求。这种要求是随着人们生活条件的改善、生活环境的改观、生活质量的提高而不断地发展和变化着的，可以说是对物质享受、精神享受、生理享受的一种追求、一种渴望、一种行动。人们得到了既定的某种东西而达到某种目的的时候，不会停留在原来的位置上静止不变，会不断产生新的欲望，而且是一个接一个的欲望，因此人的欲望是永无止境的。

但从养生保健的角度来看，人的欲望与"火"是成正比的。欲望多了，就会产生压力，而压力太大通常情况下会导致心情紧张焦虑，

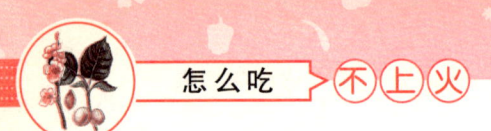

情志不舒以致郁而化火。一开始还可能只是虚火，会产生心情烦躁、睡眠不安的症状。如果得不到及时的调理，火就会越来越大，变成了实火，就会出现口舌生疮、咽干口渴、心烦气燥的情况。

对绝大多数人来说，想要做到完全无欲无求是不可能的。我们所要做到的，是要调理好自己的心态，以免欲望过头而上火。

因此，我们在追求实现自我价值，用自己的双手去创造财富的时候，不可过分追求那些超出自身能力范围的东西。积极追求自己需要的东西固然是好事，但是我们也应"量力而行"。毕竟，健康才是我们最宝贵的财富。

第三章

辨清"火象",看你上的哪种火

邪火生于身体内部,怎么才能"看"出来?因此,从一些"蛛丝马迹"中提早觉察邪火缠身,提早防治,便成为重中之重。事实上,这并不复杂,因为不同的脏器对应身体不同的部位,不同的脏火会有不同的表现,针对这些表现,"对号入座",就能清楚自己是否上火,上的哪种火。

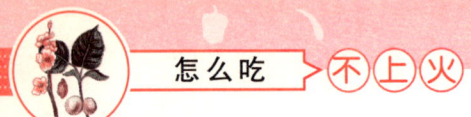 怎么吃不上火

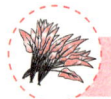 辨清"心火",心火旺的病症表现

心火,病症名,中医学指人体的内热,常表现为五心烦热、咽干、口燥、口舌生疮等。中医有心在地为火之说,故称"心火"。心火指的是内心激动、愤怒等反应激烈的情绪。

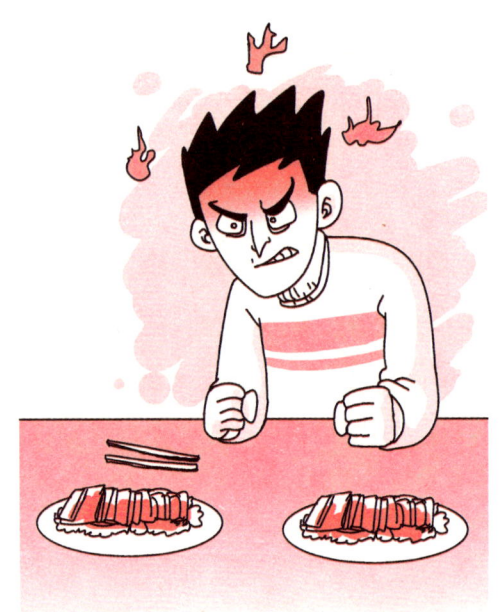

心火分虚、实两种,虚火一般都是因为脾气急躁、疲劳过度等原因引起的。"虚火"是阴阳失调,但不是因为阳气绝对过剩,而是因为阴虚而造成了阳盛的假象,常表现为低热、盗汗、心烦、口干等,降虚火可喝点莲子大米粥,或选用麦冬、生地黄等泡茶饮用;实火一是因为气候原因所致,如气候突然变化、空气干燥、沙尘等;二是因为饮食引起的,如吃火锅、辛辣食物、过量饮酒等,通常表现为反复口腔溃疡、口干、小便短赤、心烦易怒等,降实火

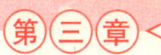 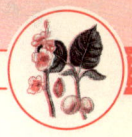

可服用中药导赤散或牛黄类药物。

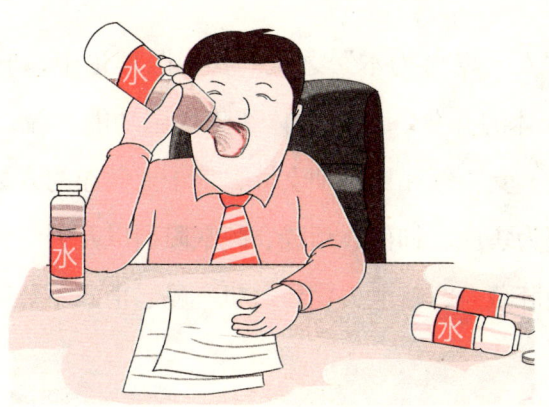

心火上炎是心火内盛所表现的实热证候。其证多因六淫传里化火；或过食辛辣之品；或情志郁极火自内发；或温补过度，导致阳热内盛，形成内火上炎的证候。本证病位在心，证候属实，常移热于小肠形成小肠实热；亦可波及脾、肝，形成脾积热和心肝火旺等症。心火上炎常表现为舌生疮、口腔糜烂，心烦失眠，舌尖红绛等。治宜导赤清心。心火上炎者可喝绿豆粥调治。绿豆归入心、胃二经，味甘性寒，有清热解毒，解烦渴的作用。饮食宜清淡，病情严重时宜先用流质或半流质，或松软可口、营养丰富的食物。忌吃辛辣煎炒食物，戒烟戒酒。

如果没有弄清火的"虚实"，而简单地让"虚火"患者也服用牛黄类药物来降火，反而会使阴虚更甚。"虚火"患者应以"养阴"为主，如服用六味地黄丸、麦味地黄丸等养阴润燥的药物。也可选用一些滋阴的食物，如百合、莲子、山药、银耳、芝麻、豆浆、红枣、栗子、蜂蜜、雪梨等。

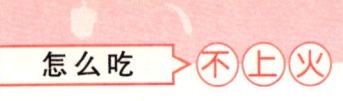

辨清"肝火",肝火旺的病症表现

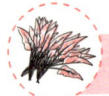

中医有"女子以血为本"之说。在中医理论中,肝主藏血和疏泄,即储存身体的养分、调节身体新陈代谢功能。流行病学调查显示,女大学生、女白领和更年期女性,处于亚健康的人数比例较高,其症状多表现为焦虑、抑郁、烦躁、睡眠障碍以及月经异常等,这些与中医所说的肝藏血、疏泄失司致气机不畅、情志不舒等有着一脉相承的关系。

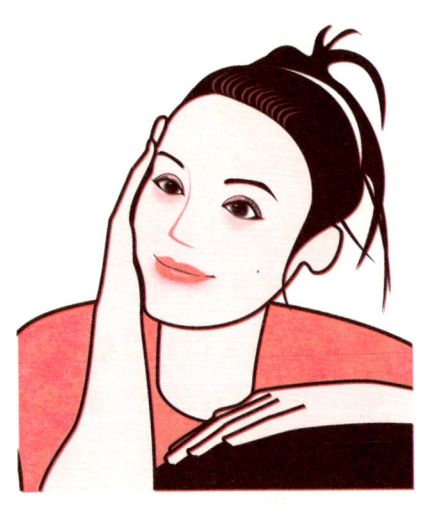

中医学认为,肝火是肝阳的表现形式,肝火旺就是肝的阳气亢盛表现出来的热象,多因七情过极、肝阳化火或肝经蕴热所致。一般情况下,肝火旺的人会有头晕、面红、目赤、口苦、易怒等症状,具体说来,不同年龄的人其表现也各不相同,主要表现在以下几个方面:

1. 女性肝火旺的症状

(1)致月经紊乱

这是因为肝火旺而引起妇女月经紊乱,表现为经血量减少、经期延迟或者闭经等。

（2）致恶阻

是恶阻证型之一，多由妇女孕后肝火旺，肝火挟冲脉之火上冲引起，症见呕吐苦水、恶食择食、眩晕口苦等。治以清肝和胃、降逆止

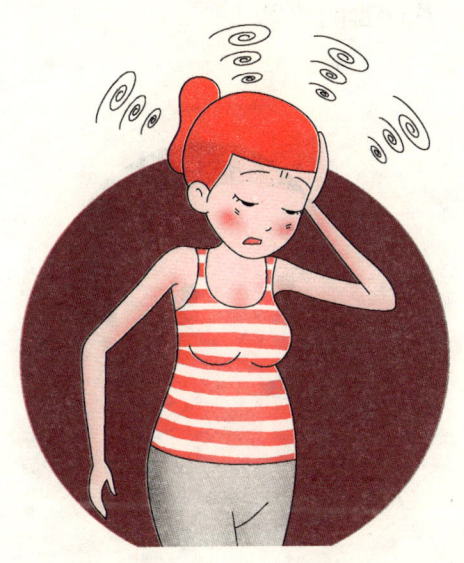

呕，可用加味温胆汤。

综上所述，女性肝火旺的特殊症状有月经提前或延期、闭经、月经过少、血崩、头晕口苦、经前失眠等。

2. 男性肝火旺的症状

男性肝火旺会出现头晕、恶心、头痛、失眠、舌苔变厚、脾气变得暴躁易怒，此外还会出现大便干结、小便发黄等症状。对于男性肝火旺患者来说，一定要戒烟限酒，多吃些苦瓜，多喝些菊花茶，从饮食上进行调节。

3. 小儿肝火旺的症状

小儿肝火旺分虚实两种，虚火旺盛的症状表现为心烦、口干、低

热、盗汗等。实火旺盛的症状表现为口干、反复口腔溃疡、小便短赤、心烦易怒等。小儿出现肝火旺，要多喝绿豆汤，能快速降火，尤其对于脾气暴躁的小孩子最管用；治疗肝火旺，通常可以让孩子多吃些新鲜的瓜果和蔬菜，瓜果比如梨、柚子等，蔬菜如苦瓜、茄子、芹菜等，可以起到清热解毒的效果。

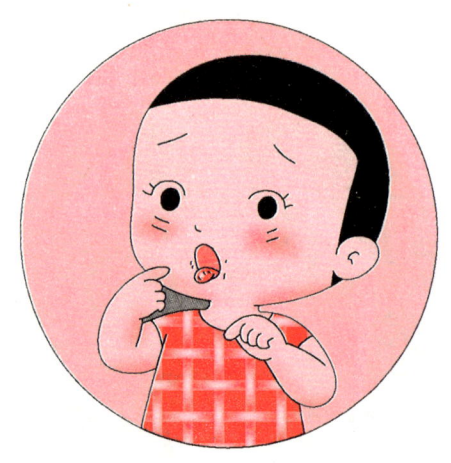

按照病因类型，肝火旺又有不同的症候表现，其表现如下：

1. 肝火头胀

常起于恼怒，头胀且痛，昏沉闷热，头筋突起，口干口苦，甚则两耳失聪，舌苔薄黄，脉象弦或数。

2. 肝火燔灼

胃脘烧灼疼痛，痛势急迫，疼痛拒按，喜冷恶热、烧心反酸，口干口苦，甚则呕吐苦水，或兼见吐血、便血。烦躁易怒，便秘溲赤。舌红苔黄，脉弦数。

3. 心肝火旺

月经先期量多，甚或血崩，质浓稠如膏，经色鲜红，或紫红，或紫

第三章 辨清"火象"，看你上的哪种火

黑，并见面红目赤，心烦急躁，失眠多梦，胸胁胀痛，口苦而渴，或具经行发热，吐血、衄血，舌红苔黄，脉弦数。

4. 肝火偏亢

月经提前而至，经量过多或兼经期延长，色鲜红或紫黑，质浓稠，有瘀块，面赤心烦，急躁易怒，胸闷乳胀，头晕头痛，夜寐多梦，口苦口干，食欲不振，大便干结，小便短赤，舌红苔黄，脉弦数。

5. 肝火耳聋

耳聋耳鸣，突然发作，甚至全聋，耳鸣如钟，或如风雷声，或如潮水声，伴有耳胀痛、耳闭，口苦咽干，面红目赤，大便燥，小便黄，舌红苔黄，脉弦数。

6. 肝火上逆

血从耳中突然流出，量较多，耳部疼痛，心烦易怒，或胸胁胀满，口苦，目赤，头痛，小便黄，脉弦数有力，舌质红。

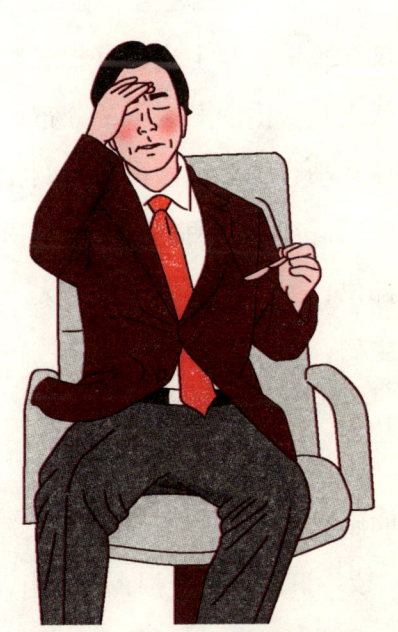

7. 肝火犯肺

由情绪激动诱发，鼻出血量多，血色鲜红，并经常反复发作，头胀痛，心烦易怒，口苦咽干，胸胁苦满，目赤，小便黄，舌质红，脉弦数。

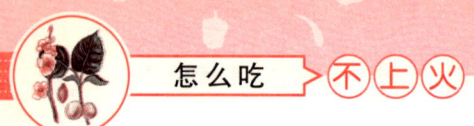 怎么吃不上火

8. 肝火上炎

头痛目胀、面红眩晕、口苦耳鸣、胸胁刺痛、烦躁易怒、尿黄、脉弦数、舌红苔黄。多见于高血压患者。

9. 肝火上冲

精神不足、气色不好、心烦意乱、脾气暴躁、乏力嗜睡、情绪容易激动、注意力不集中、记忆力下降等。

10. 肝火犯胃

食欲下降、厌食、厌油腻、疼痛拒按、口干口苦、烧心反酸、呕吐苦水、烦躁易怒、便秘、胃部烧灼、疼痛。

11. 肝气郁结

肝气郁结有哪些主要症状？不仅在脸上，身上也会有相应的症状表现。由于肝经主要分布在人体从小腹向上经过胸胁两侧和乳房，再从颈项两侧向上到头顶的部位，因此，肝气郁结的人一旦生病，经常会有胸胁胀痛或窜痛，女性还会出现乳房及小腹胀痛以及月经不调等。如果气郁结在咽喉，喉咙会出现有异物但又咳不出的症状；如果气郁结在头部，就会头痛、头晕等。

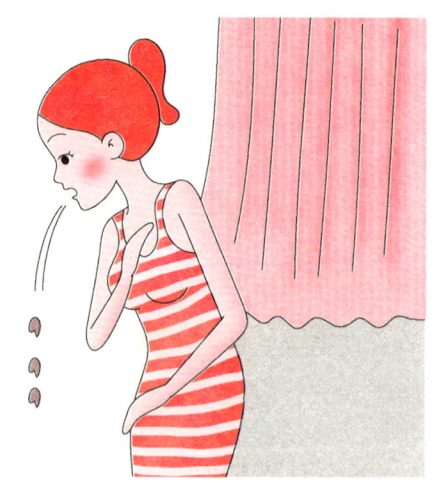

女性肝脏功能受损，还会出现恶心、厌油、食欲不振等消化道症状，此外，内分泌也会紊乱，表现在皮肤上就是面色晦暗、毛发干枯。肝功能不好的女性，还会出现情绪不稳定、易急躁、抑郁等症状。

第三章 辨清"火象",看你上的哪种火

春季,万物生发之季,养肝恰逢其时。那么,如何养肝护肝呢?

1. 均衡饮食

肝脏负责把摄入的食物转换成身体的能量来源。很多人错误地认为吃主食易胖,对油、肉却不加注意,无形中增加了肝脏负担。养肝护肝要饮食均衡。均衡饮食是指饮食中所含的营养素种类齐全,数量充足,比例适当,饮食中所提供的营养素与机体的需要两者能保持平衡。

2. 增加基础营养

蛋白质是肝脏多种代谢产物的载体,担负着转运脂肪、激素的作用。合理控制动物蛋白的过多摄入,利于减低肝脏代谢负荷。

磷脂:增加磷脂,特别是磷脂酰胆碱的摄入利于改善肝功能,快速修复受损的肝细胞。

维生素和矿物质:蔬菜、瓜果、芋类、菌菇类、海带等富含维生素和矿物质,特别是B族维生素、维生素C、维生素K等是肝脏解毒和代谢活动的助力。

充足的热量可满足肝细胞的能量需要,不科学的减肥如只吃水果不吃主食,会因能量不足,肝脏无法将脂肪完成代谢并有效转运导致脂肪肝的发生。

3. 强化护肝元素

在保证基础营养的前提下,强化护肝营养,可以增强肝脏解毒功能,修复受损的肝细胞。

此外,还要调整饮食及作息规律,努力做到:

1. 保持正常体重

超重和肥胖会让肝脏工作更辛苦,如果脂肪减少,可明显降低肝

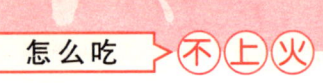 怎么吃不上火

病患者异常的肝功能指数。

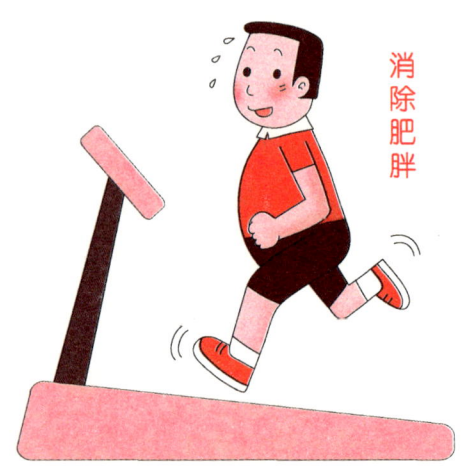

消除肥胖

2. 戒烟限酒

饮酒会提高脂肪肝、酒精性肝病的发生率,因此肝病患者应戒烟限酒。

3. 不乱吃药

药物须经肝脏解毒。除医师处方药,应避免自行用药。

4. 睡眠时间

23时到凌晨3时,是人体养肝血的最佳时间,尽可能不要熬夜。

5. 远离污染

避免消毒不严格的输血、打针、穿耳洞、刺青以及和他人共享刮胡刀等。

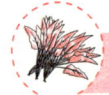 辨清"脾胃火",脾胃火旺的病症表现

中医学认为,五脏象五行。人体五脏与五行相应,即肝木、肺

金、肾水、心火、脾胃土。脾胃与五行中的土相对应，意思是脾胃就

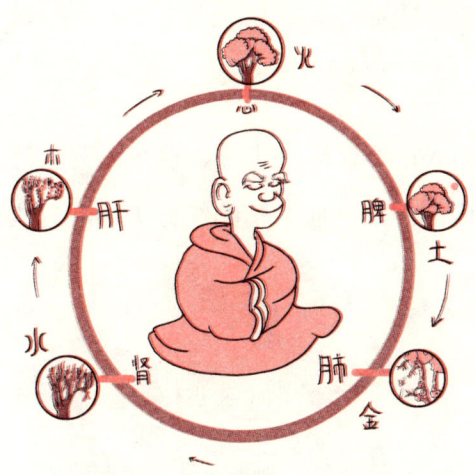

像大地一样，滋养着人的身体。脾胃有运化水谷的功能，脾胃消化饮食，把饮食的精华运输全身，所以说脾胃是后天之本。脾胃又能统摄周身血液，调节血液循环，使之正常运行。脾胃气主升。能把饮食中的精气、津液上输于肺，然后再输布于其他脏腑以化生血气。通常所说脾胃有益气作用的"气"，就是代表人体功能的动力。而这种动力的产生，则有赖于脾胃发挥正常的运化能力。

此外，脾胃能运化水湿，和水液的代谢有关；同时脾胃还与四肢、肌肉等有关，如脾胃的运化功能正常，四肢活动有力，肌肉丰满壮实。相反，一旦"后天之本"脾胃着火，就会影响到全身的营养摄取，严重的还会影响到身体健康。所以，脾胃功能失调，内生的火热之气就会形成"湿热"。脾胃火旺盛主要有以下表现：

1．口唇干燥

脾胃主水液代谢。如果脾胃火过于旺盛，则会影响水液代谢，会产生水湿内停（也就是一般所说的水肿），或者水分不足。当水分不

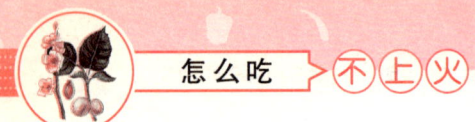

足时,就会表现出口唇干燥、口干等症状。如果脾胃火较为旺盛,甚至会发生口唇干裂、出血。

2. 烦渴易饥

脾胃火旺盛的人很容易感到饥饿,这是因为火热之邪烧灼脾胃,使体内阴液(体内的津液、血、精的统称)消耗过快。

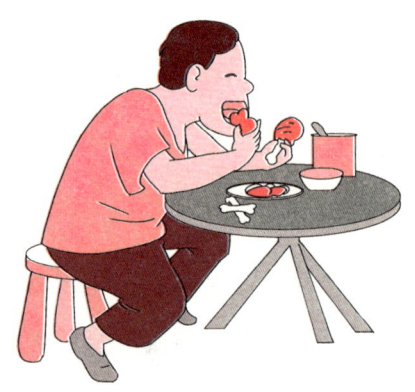

3. 舌苔白腻

脾胃热夹湿,湿热侵袭人体,在舌苔上就会表现为舌苔白腻,但苔只是薄薄一层,看上去就像蒙着一层膜。同时,会感觉口中发苦、黏腻而不舒服。

4. 饥不欲食

虚火上炎的情况下,胃长期处于一种上火、烧灼的状态,会降低食欲,影响胃口。所谓的"饿过了头"也是这个道理。在胃长期空虚又不进行补充的状态下,胃中大量阴液耗损,虚火内灼,就会使人失去食欲,反而不想吃东西。

5. 消谷善饥

与"饥不欲食"相对的,便是"消谷善饥"。它们都是胃火旺盛时会出现的症状，不同的是，消谷善饥是由于实火所导致的。胃有实火，导致消耗过快，因此吃下去的东西往往很快就被消化，这就是有些人常常会感觉饿，但是吃了很多食物却不见胖的缘故。

6．口苦口臭

火热之邪的性质是向上发散的，足阳明胃经入齿，这就导致一些胃火旺盛的人（实火较为多见）都会有口苦口臭或者口中发腻、干渴的症状。所以，那些口气比较重的人，除了要注意少吃大蒜、韭菜之类的食品外，还要注意口腔卫生。因为上火引起的口苦口臭，要从食品甚至药品两个角度入手，清降胃火。

那么，怎么能不让胃火盛到烧到肾阴？那就要从条件上打断"消谷善饥"这个恶性链条——即便想吃，胃口太好，也要节制。所以古代医学家说："捍卫冲和之谓气，扰乱妄动变常之谓火。"用现在的话说就是：人体无"火"就没了生机，而人体上火就是消耗生机。在保火和祛火之间把握一个尺度，才是高明的医师和高明的保健方式，祛火既势在必行，又要谨慎从事。所以，综合起来看，中医祛火尤其是食疗辨证祛火是一个上上之选。

番茄炒苦瓜

【原料】苦瓜100克，番茄1个，盐、味精、植物油、蒜末各适量。

【做法】苦瓜切片后开水焯，植物油少许烧至八成热，将苦瓜煸熟，番茄洗净切月牙片同炒，酌加盐及味精少许，与蒜末同时加入，翻炒后起锅。

【功效】清胃健脾。

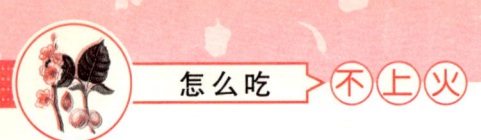

芦根竹茹生姜粥

【原料】鲜芦根、粳米各100克,竹茹20克,生姜10克。

【做法】将鲜芦根洗净切成小段,与竹茹同煎去渣取汁,加入粳米同煮成粥,粥将熟时加入生姜,略煮即可。

【功效】清热生津,除烦止呕,涤痰开郁。适用于热病烦渴,胃热呕吐等。

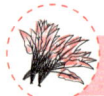 辨清"肺火",肺火旺的病症表现

肺火,肺中火邪。有虚火和实火之分。肺阴虚而生火为虚火,肺热盛极化火则为实火。主要表现为干咳无痰、痰中带血、咽疼音哑、潮热盗汗等。中医学认为,肺主皮毛,肺火旺的人不妨适当吃一点属性偏凉的食物,如白萝卜、白木耳、大白菜、芹菜、菠菜、冬笋、香蕉、梨、苹果、百合、杨桃、枇杷,同时多饮水,少吃肉类及巧克力等热量高的食品。

如何判断自己是否肺火旺盛呢?归结起来,可以从以下三方面对照看看自己的情况,具体如下:

1. 干咳、少痰

肺阴虚火旺的最明显的表现为干咳、少痰,染受风热感冒时都会有这样的症状。受到火热之邪的侵袭,或者身体长期虚弱,导致肺内阴液不足时,就会有干咳的症状,因为津液不足,所以痰自然比较少,但是咽喉部有干燥困窘的感觉。

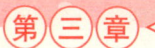
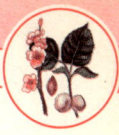

2. 咳嗽、痰黄、气喘

肺受到实火的侵袭时，则会有咳嗽不止、痰色黄而稠、气喘、呼吸窘迫等症状。

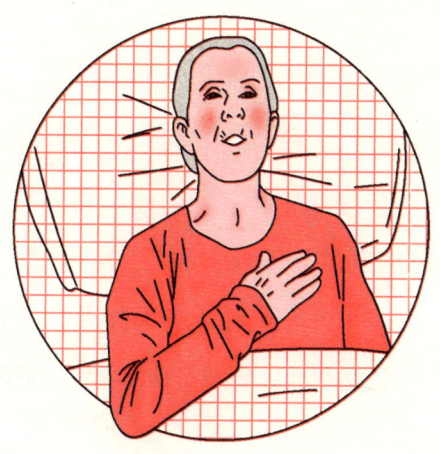

3. 口咽干燥

肺部受到火热之邪的同时，很容易同时受到燥邪的侵犯。燥邪容易伤津，肺内的阴液被耗损后，就会有阴虚火旺的一系列表现：口干、口渴、咽喉干燥不适、无痰可咳等。

许多不良饮食习惯会诱发肺火，如：

（1）喜食冷饮。中医学认为，"形寒饮冷则伤肺"。一旦过于寒冷，刺激肺脏，影响到它的宣发功能，就会引起肺气壅滞而导致上火。冷饮虽冷，但它们同样会产生肺热，并且冷饮会刺激到肺和其他器官，加重咳嗽。

（2）过多饮酒。酒性大热，而且带

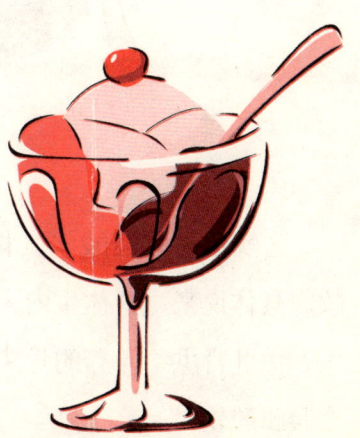

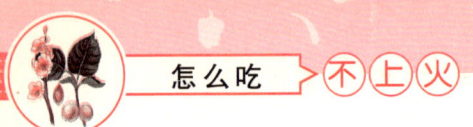

有很强的刺激性，会加重肺火的蔓延。

（3）食用过敏性的食物。日常食用的牛肉、牛奶、鸡蛋、蜂蜜、巧克力、羊肉和部分鱼虾等，都属于过敏性的食物。如果食用不当，极易诱发哮喘和肺火。

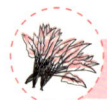 辨清"肾火"，肾火旺的病症表现

人为什么会出现腰腿酸软的症状呢？

《黄帝内经》云："热舍于肾，水不胜火，则骨枯而髓虚。"意思是肾经有热，水不能克制火，就要消耗精髓，使骨髓枯虚。

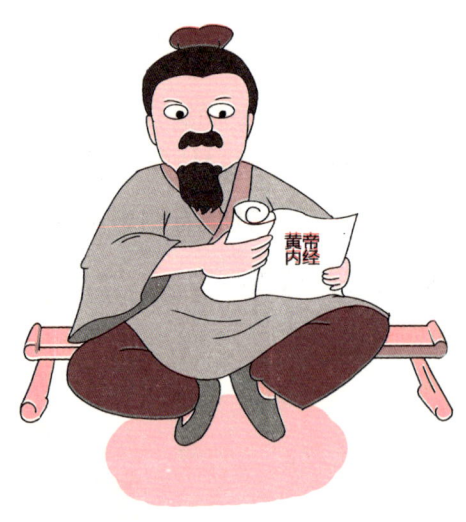

这就是说腰腿酸软是骨髓枯虚造成的，说到底是肝肾阴虚的缘故。具体说来，身体生内火，以至于把肝肾里面的阴精烧干了，耗空了，由肝肾供给营养的骨头就虚了。所以，人就不能久站，站久了就会腰腿酸软。

第三章 辨清"火象"，看你上的哪种火

很多懂一点中医的朋友就会问了，肾在五行里面属水，怎么会有肾火？其实中医把任何脏腑都分为阴阳两个方面，肾本身有肾阳也有肾阴。制造人体的津液、体液输布到全身，帮助人平静、降温的功能叫肾阴；另外，把这些阴液化开输布到身体的动力或者能量叫肾阳。众所周知，肾阳不足的人往往会出现阳痿、早泄，或者是遗精、遗尿。相反，如果肾阳过亢，我们就把它称为肾火。

其实，上火也有真假之分，即中医说的实火与虚火，五脏之火也有虚实之分。一般症状重、来势猛的就是实火；症状轻、时间长，并伴有手心脚心烦热、潮热盗汗等的属虚火。虚火是表面有火，但其实内在的能量并不足，因此，不能实实在在地烧起来。这一点在肾火上有明显的体现。

肾对应五行中的水，是水脏，对应的季节是冬季，这也是肾火多虚火的一个原因。肾火主要表现为头晕、目眩、耳鸣、耳聋、牙齿松动或疼痛。傍晚口干、烦热、失眠、盗汗，伴有腰膝酸痛或胫骨痛、足跟痛及遗精等，舌红无苔。最为典型的是，女性到更年期会出现烘热、出汗、手脚心发烧等症状表现，这都是肾火的表现，而年青人则表现为爱出青春痘等。

1. 长青春痘

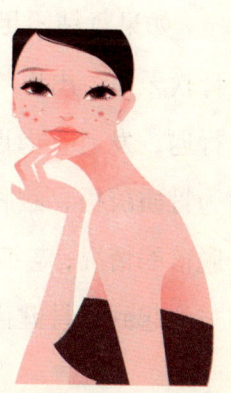

现代医学认为，青春痘跟人体到了青春期性成熟，激素水平和分布的部位有关系。中医学认为，外来的这种火热邪气把人的肾火肾阳鼓舞起来以后，同样会引起人的肾阳，就是刺激人的生殖功能的阳气出现了亢奋，就会导致人出现痤疮。如果不能很快得到消除，它会出现感

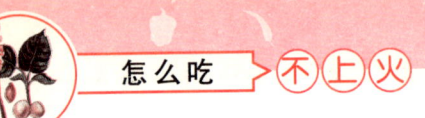

染,有的会变黑变紫,有的抠破以后,还会留下永久性的疤痕。

那么,为什么有的人会长有的人不会长呢?这跟人的脾胃功能有关。土克水,人的脾胃功能如果正常的话,可以平衡和抑制肾水,不让它乱动而已。如果一见痤疮就是火,然后用凉药,一吃凉药把胃伤了,结果导致痤疮此起彼伏,越治越多。因此,在容易出现痤疮的季节,要喝热饮。

2. 齿动发落

齿,乃人体最坚硬之骨骼,具有支撑保持面部、主司咀嚼、帮助发音的生理功能。中医学认为,肾主骨生髓,所以,正常人的牙齿洁白润泽且坚固,是肾气旺盛、津液充足的表现。因为髓乃肾中精气所充,而"齿为骨之余",即齿与骨同出一源,故牙齿亦为肾中精气所充。《黄帝内经》中说:"女子七岁,肾气盛,齿更发长……男子五八肾气衰,发堕齿槁……"这些都说明肾精充盈与否,与牙齿有着密切的关系。即骨髓充足则骨骼得养,从而坚劲有力、耐久立而强劳作;相反,牙齿也就不坚固易脱落。所以,无论是在生理上还是治疗上,都应重视养肾。

3. 发育迟缓,出现"五迟"

如果肾精不足,骨髓空虚,骨骼失养,在小儿可见发育迟缓,骨软无力,出现"五迟"、"五软"。其中"五迟"便包括立迟、行迟、发迟、齿迟、语迟。"齿迟",即长牙过晚。在成人可表现为骨质疏松,腰膝酸软,甚则足痿不能行走,以及牙齿松动、容易脱落的情况;老年人因髓减骨枯,还易发生骨折。据此,运用补肾的方法起到壮骨健齿的作用。如具有补肾壮阳作用的鹿茸、补骨脂、

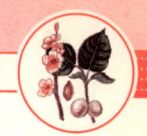

菟丝子、蛤蚧、肉苁蓉、杜仲、续断等，有滋阴补肾作用的枸杞子、

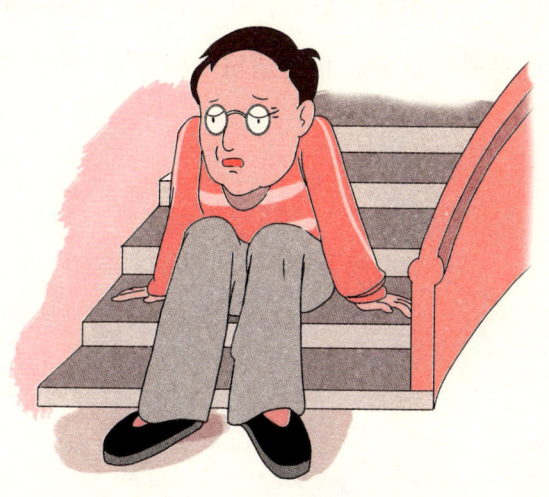

石斛、黄精、墨旱莲、女贞子、龟甲、鳖甲等，都可以适当根据患者的症状、舌质、舌苔变化及脉象，随症应用之。还有一些食物也具有补益肾精作用，如黑芝麻、桑椹、瘦猪肉、山药、花生等，经常食用也有助于补肾防衰，当然对坚固牙齿也有很好的作用。

4. 精少不育，性功能减退

人体的精气和元气交汇于肾，中医学认为，肾精与人体性功能有着密切关系，而肾阴是肾精作用的体现，全身各个脏腑都要依靠肾阴的滋养，是人体阴液的根本，人体各个脏腑失去肾阴的滋养就会发生病变。如肝失滋养则肝阴虚、肝阳亢，甚至出现肝风；心失滋养则心阴虚、心火旺、心烦失眠、心神不安；脑失滋养则眩晕耳鸣；肾中"元阴"和"元阳"不足，则会有精少不育、性功能障碍等表现。

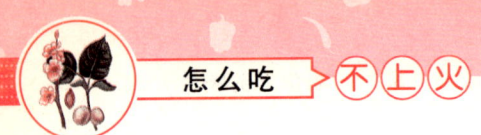

怎么吃不上火

祛除肾火要多喝水。水是最好的排毒载体，多喝水不仅能稀释毒素在体内的浓度，减轻毒素的危害，还促进肾脏的新陈代谢，将更多的有害物质排出体外。此外，也可适量吃些猪肾、枸杞子、黑芝麻等祛除肾火。

第四章

一年四季，祛火润燥因时而异

上火已经成为健康话题的热门关键词。但是，你知道自己一年四季什么时候最容易上火吗？该如何把握"时机"进行有效灭火？本章根据一年四季的气候特点及上火表现，对祛火润燥提出针对性的说明和解决方案。

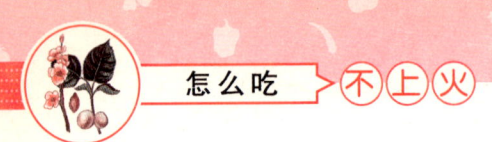

春季：祛火祛燥防止牙痛、流鼻血

春天万物复苏，阳气上升，易扰动人体肝、胆、胃肠蓄积的内热，出现春燥；加之我国北方大部分地区此时干燥多风，人体的水分容易通过出汗、呼吸而大量丢失，而且天气变化反复无常，较难保持人体新陈代谢的平衡和稳定，易致人体生理功能失调而致"上火"症状。

中医学认为，上火是人体阴阳失衡后出现的内热症状，如果出现咽喉干痛、两眼红赤、鼻腔热烘、口干舌痛以及烂嘴角、流鼻血、牙痛等异常症状，就是所谓的"上火"。对容易上火的人来说，一个重要的方面就是调控饮食。

猪肝菊花汤去肝火

症状表现：头痛、头晕、耳鸣、眼干、口苦口臭、两肋胀痛。

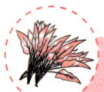 **降火食方：猪肝菊花汤**

【原料】猪肝1副，菊花30克（用纱布包好）。

【做法】将猪肝与菊花煮至肝熟，吃肝喝汤。

【功效】清肝明止，解毒消炎。适用清除肝火饮用。

喝莲子汤去心火

症状表现：分虚实两种，虚火表现为低热、盗汗、心烦、口干等；实火表现为反复口腔溃疡、口干、小便短赤、心烦易怒等。

第四章 一年四季，祛火润燥因时而异

降火食方：莲子栀子饮

【原料】莲子30克（不去莲心），栀子15克（用纱布包扎），冰糖适量。

【做法】将莲子、栀子、冰糖用水煎。吃莲子喝汤。

【功效】清心火，平肝火，泻脾火，降肺火。适合清心火饮用。

川贝母炖梨去肺火

症状表现：干咳无痰或痰少而黏、潮热盗汗、手足心热、失眠、舌红。

降火食方：川贝母炖梨

【原料】川贝母10克，梨2个，冰糖适量。

【做法】川贝母捣碎成末，梨削皮切块，加冰糖、清水适量，炖服。

【功效】清热润肺，养阴生津，化痰止咳。适用于祛除肺火。

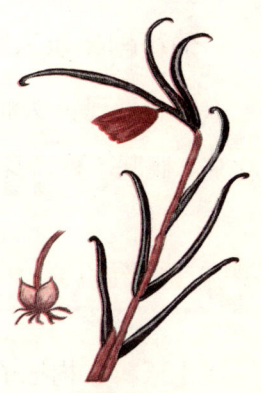

川贝母

绿豆粥去脾胃火

症状表现：分虚实两种，虚火表现为轻微咳嗽、饮食量少、便秘、腹胀、舌红、少苔；实火表现为上腹不适、口干口苦、大便干硬。

降火食方：绿豆粥

【原料】石膏粉30克（切忌过量），绿豆150克，粳米适量。

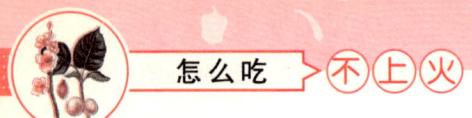

【做法】先用水煎煮石膏,然后去渣取汁,再加入粳米、绿豆煮粥食之。

【功效】润肺生津、清热健脾和胃。适合祛除胃火食用。

夏季:防口疮、便秘,给自己降降温

与春天相类似,夏天到来,很多人鼻子易出血,嗓子变哑了,嘴里长口疮,便秘,一些爱美的女士脸上长出红红且发痛的痘痘……中医专家提醒大家:夏天人体较为干燥,内热较旺,如不注意清淡饮食和生活规律,极易"引火上身"。

菊花枸杞茶去肝火

症状表现:头痛头晕、耳鸣、眼干、口干舌燥、口苦口臭、两肋胀痛、睡眠不稳、身体闷热、舌苔增厚。

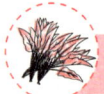 **降火食方:菊花枸杞茶**

【原料】枸杞子10克,菊花8朵,冰糖适量。

【做法】将菊花以开水冲泡。加入枸杞子、冰糖,静待1分钟即可饮用。

【功效】清肝明目,养阴补血。经常饮用此茶可以有效地改善和保护视力。

 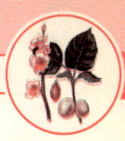

第四章 一年四季，祛火润燥因时而异

枸杞子以宁夏出产的为佳，菊花可用黄山菊花。

绿豆粥去胃火

症状表现：胃肠道症状表现为胃部灼热疼痛、腹胀、口干口臭、大便稀烂、便秘、牙龈肿痛、胃口不好等。胃火还分虚实两种，虚火表现为轻微咳嗽、胃口不好、便秘、腹胀、舌红、少苔；实火表现为上腹不适、口干口苦、大便干硬。

降火食方：绿豆粥

【原料】绿豆50克，粳米250克，冰糖适量。

【做法】将绿豆、粳米淘洗干净，放入锅内加水适量。用大火烧开，再用小火煎熬，直至成粥时熄火。将冰糖加入粥内，溶化后搅拌均匀。每日2～3次，空腹服食。

【功效】本品具有消暑生津、解毒消肿之功效。

冰糖莲子汤去心火

症状表现：心烦急躁、面赤口渴、心中烦热、失眠、便干尿血、口舌生疮、肌肤疮疡。心火分虚实两种，虚火表现为低热、盗汗、心烦、口干等；实火表现为反复口腔溃疡、口干、小便短赤、心烦易怒等。

67

降火食方：冰糖莲子汤

【原料】西湖莲子、冰糖各500克，金丝蜜枣10粒，糖桂花5克，玫瑰花瓣20瓣。

【做法】将蜜枣洗净，入笼蒸15分钟。干莲子放入大碗内，加入沸水1升，浸泡15分钟左右，逐粒去皮、心洗净，装入大汤碗内，加水1.5升，上笼用旺火蒸约30分钟，蒸酥为止，加入冰糖，再蒸5分钟左右，使冰糖完全溶化，分装入10只小碗内，每碗放上蜜枣1粒，撒上糖桂花少许，再把玫瑰花瓣捏碎，均匀地撒在上面。

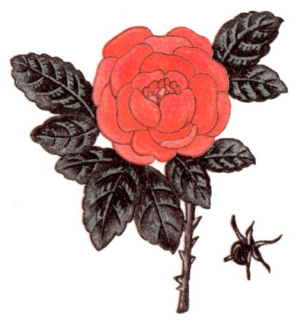

玫瑰花

【功效】清心润燥。对心火内炽所致的烦躁不眠具有较好的疗效。

对于心火，可以多食一些性寒而味苦的食物，如苦瓜、苦菜、百合、苦丁茶类，多食酸枣、红枣、百合或动物胎盘等补养心肾之品。虚火上升的人可常喝清心润燥的冰糖莲子汤，《本草纲目》记载莲子"清心去热"，除烦热、清心火、养心安神，对于心火内炽所致的烦躁不眠具有较好的效果。百合微寒无毒，补虚清心、除烦安神，用百合、银耳、玉竹煮的甜汤，具有清心养阴的作用。心火旺者还可常喝竹叶、甘草、灯芯草、生地黄、麦冬煮成的茶饮，具有清心泻火的作用。

猪肝枸杞菜去肺火

症状表现：咽干疼痛、咳嗽胸痛、干咳无痰或痰少而黏、口鼻干燥、潮热盗汗、手足心热、失眠、舌红。

第四章 一年四季，祛火润燥因时而异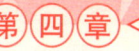

降火食方：猪肝枸杞菜

【原料】新鲜枸杞菜500克，新鲜猪肝100克，姜、料酒、盐、鸡精、麻油各适量。

【做法】将枸杞菜去梗洗净、猪肝洗净切片、姜切片待用。点火起锅，放入冷水2升左右。水开后放入姜片、枸杞菜、猪肝并滴入少许料酒。加盖煮15分钟，放入盐、鸡精，滴入少许麻油即可。

【功效】本菜具有清肝明目、凉血、减燥、降肺火之功效，对面色萎黄及黄褐斑较有效。

猪肾山萸汤去肾火

症状表现：头晕目眩、耳鸣耳聋、腰膝酸软、潮热盗汗、五心烦躁。

降火食方：猪肾山萸汤

【原料】猪肾2只，枸杞子、山茱萸肉各15克，盐、生姜、麻油各适量。

【做法】将以上材料洗净，将猪肾去除臊腺，与枸杞子、山茱萸、生姜共放入沙锅内煮熟，放入盐、麻油调味，吃猪腰喝汤。

【功效】理肾气，通膀胱，消积滞，止消渴。适合肾虚之人食用。

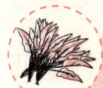 秋季：灭燥，大便不干，小便不黄

秋天风多雨少，气候干燥，人体的水分容易通过出汗、呼吸而大

量丢失，而且，天气变化反复无常，较难保持人体新陈代谢的平衡和稳定，导致生理功能失调而致"上火"症候，如咽喉干燥疼痛、眼睛红赤干涩、鼻腔热烘火辣、嘴唇干裂、食欲不振、大便干燥、小便发黄等。应对秋燥最安全的方法是选择食疗，但秋燥有温燥和凉燥之分，应该对症防燥才是。

1. 凉燥型

症状表现：凉燥多发于初秋季节，是燥邪与风寒之邪相结合侵袭人体的结果。患者症状有干咳、少痰或无痰、鼻咽干燥、喉痒，兼有恶寒发热、头痛无汗等症。

降火食方：芝麻红糖粥

【原料】芝麻50克，粳米100克，红糖适量。

【做法】先将芝麻炒熟，研成细末。粳米煮粥，待粥煮至黏稠时，拌入芝麻红糖稍煮片刻即可食用。

【功效】此粥气香味美，适用于肝肾不足、头晕眼花、肺燥咳嗽等症。

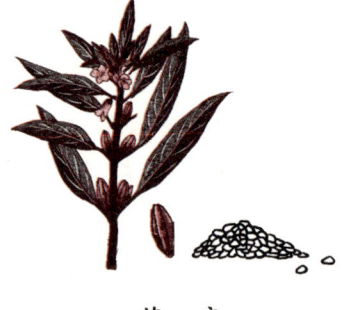

芝　麻

2. 温燥型

症状表现：干咳、口干、痰少而粘连成丝，不易咳出，甚至咳而胸痛，痰中带血，并伴有鼻塞头痛、畏寒身热。它是燥邪与风热之邪相结合而成。

第四章 一年四季，祛火润燥因时而异

降火食方：板栗冰糖粥

【原料】板栗仁50克，粳米100克，冰糖适量。

【做法】将板栗仁切碎与粳米一同放入锅内，加适量清水煮粥，待粥煮至黏稠时，放入冰糖调味即可食用。

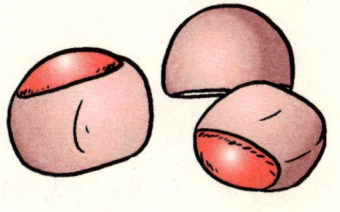

板 栗

【功效】此方具有养胃健脾、补肾强筋、活血止血的作用，适用于胃纳不佳、脾胃不健、腰膝软痛、四肢乏力、多梦失眠、夜尿增多等症。

此外，还应注意多吃蔬菜、水果，忌吃辛辣食物，多饮水，促进体内"致热物质"从尿、汗中排泄，达到清火排毒的目的。秋天防治"上火"还要注意生活规律，劳逸结合，适当休息，才能保障机体的平衡，提高免疫力。

必要时可在医生指导下服用牛黄上清丸、三黄片、青果丸等清火药物。对清火药的使用要慎重，绝不能见了清火药就吃，这种不管用再吃那种，那样会吃出病来，务必遵照医生叮嘱，辨证施治，对症下药。

冬季：润燥养阴，舒舒服服过冬

冬季寒冷干燥，人们多喜欢待在开着暖气的燥热室内，致使鼻腔、咽喉部位发干，容易导致上火；加上人们又爱吃御寒食物，如进食牛羊肉等，这些食物本身偏温，加上葱、姜、蒜、辣椒等辛辣

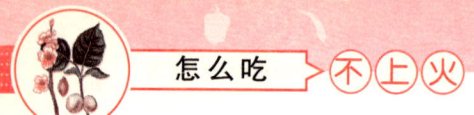

配料，可谓"热上加热"，人食用后体内容易积热，造成上火。中医所说的"上火"泛指各种炎症，特别是头面部的炎症。冬季常见的上火症状有口腔溃疡、牙龈肿痛、咽喉肿痛、咽干舌燥等。

蜜梨膏治咽喉肿痛

症状表现： 咽喉肿痛是口咽和喉咽部病变的主要症状，以咽喉部红肿疼痛、吞咽不适为特征，又称"喉痹"。很多人在进入冬季后就经常性地出现咽喉肿痛的情况。这是最为常见的上火现象，多半为实火引起。

 降火食方：蜜梨膏

【原料】雪梨500克，蜂蜜适量。

【做法】取雪梨，用榨汁机榨成梨汁，加入适量蜂蜜，以文火熬制成膏。每日一匙。

【功效】清热去火，生津润喉。适用于咽喉肿痛。

萝卜鲜藕汁治口腔溃疡

症状表现： 口腔溃疡是上火的症状之一，属于中医"口疮"、"口糜"范畴。是发生在口腔黏膜上的浅表性溃疡，大小可从米粒至黄豆大小、成圆形或卵圆形，溃疡面为凹、周围充血，可因刺激性食物引发疼痛，一般一至两个星期可以自愈。口腔溃疡的发生多因阴虚内热，虚火上炎于口所致。而治疗方法就是要滋阴补血，通气润肠。

 降火食方：萝卜鲜藕汁

【原料】生萝卜250克，鲜莲藕500克。

第四章 一年四季，祛火润燥因时而异

【做法】将萝卜和莲藕用水洗净，于洁净器皿中捣碎烂，用消毒纱布双层绞取汁，每日数次取适量含于口中，片刻后咽下。

【功效】养阴清热。适用于阴虚火旺，口腔溃疡。

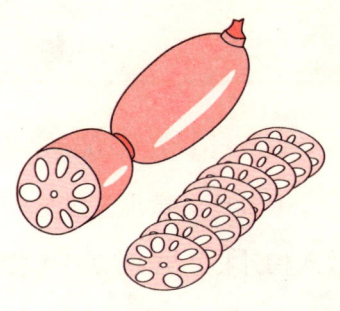

莲　藕

绿豆鲜藕汤治鼻子出血

症状表现：鼻子出血即流鼻血，血从清道出于鼻，中医称为鼻衄。流鼻血的成因主要由于肺、胃、肝火热偏盛所致。

降火食方：绿豆鲜藕汤

【原料】绿豆50克，鲜莲藕200克。

【做法】将鲜莲藕洗净、切片，并将莲藕一剖为四，备用。将绿豆淘洗干净，放入沙锅，加水足量，大火煮沸后，改用小火煨煮30分钟，待绿豆熟烂，放入莲藕片，继续用小火煨煮30分钟，煨煮至绿豆酥烂、藕熟、汤汁黏稠即成。早晚2次分服。

【功效】清热解毒，消肿止痒，养血止血。本食疗方适用于各类型鼻出血。

黄瓜猕猴桃汁治嘴唇干裂

症状表现：嘴唇干裂是秋冬季节人体上火的常见症状，表现为口唇干裂，嘴角裂口出血、疼痛，甚者连说笑和吃饭都受影响。

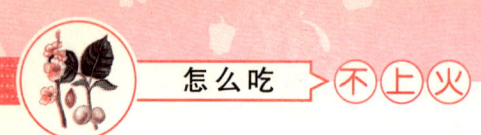

降火食方：黄瓜猕猴桃汁

【原料】黄瓜200克，猕猴桃30克，凉开水200毫升，蜂蜜适量。

【做法】黄瓜洗净去籽，留皮切成小块，猕猴桃去皮切块，一起放入榨汁机，加入凉开水搅拌，倒出加入蜂蜜于餐前1小时饮用。

【功效】清热解毒，解热止渴，润口唇。适用于上火引起的口唇干裂。

红薯炒嫩黄瓜治皮肤干痒

症状表现：皮肤干痒即皮肤干燥发痒，有时候越抓越痒。皮肤干痒是冬季上火的表现之一，甚至还有些人会出现一粒粒的小红点，这时不仅仅是上火，同时还是过敏的症状。

降火食方：红薯炒嫩黄瓜

【原料】红薯300克，嫩黄瓜100克，香菜叶、葱段、蒜末、鸡精各适量。

【做法】红薯、嫩黄瓜切成块；油四成热时放入蒜末、葱段，倒入红薯块煸炒五成熟时再放入嫩黄瓜炒匀，加入适量清水、盐、香菜叶、鸡精，汤汁收干即可。

【功效】清热降火，缓解皮肤干痒症状。

第五章

应时而食，清热祛火"挑着吃"

　　四季交替，每个季节有各自的特点。同样，每个不同的时节也有各自的"脾气"，这些阶段该怎么吃？怎样才能远离"上火"？道理很简单：吃得好，更要吃得对。本章按照上火的规律，将一年四季"拆分"为几个时段，以帮助大家度过上火的关键期，远离那些不经意就让你着急上火的时光，走属于自己的健康之路。

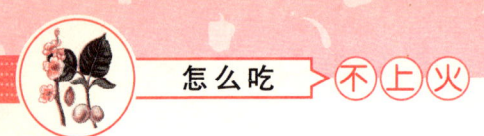

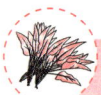 三月三：荠菜祛火明目赛灵丹

又是一年三月三，春暖花开，天气逐渐转暖，随着气温的回升，人们也开始到户外活动，殊不知，这个万物复苏的季节，也是人们容易"引火烧身"的时令。这个时候，该怎么吃呢？荠菜是一个不错的选择。

荠菜，又名护生草、地菜、地米菜、菱闸菜等，十字花科，其营养价值很高，食用方法多种多样，也具有很高的药用价值。中医学认为，荠菜味甘性平，具有和脾、利水、止血、明目的功效。《名医别录》记载："主利肝气，和中。"《日用本草》载："凉肝明目。"《本草纲目》记载："明目，益胃。"

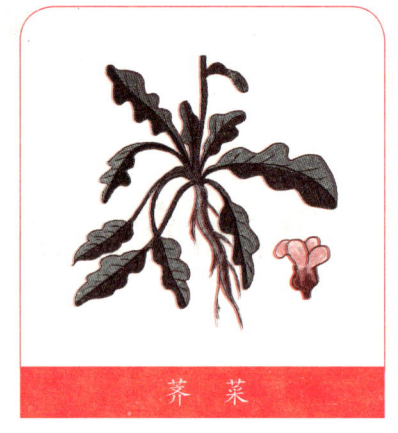

荠 菜

降火食方

 荠菜马齿苋汤

【原料】荠菜花（或荠菜）30克，马齿苋60克。

【做法】加水煎汤服。

【功效】本汤具有清热凉血、止血之功，可调治有血热表现者。

荠菜茅根汤

【原料】荠菜、白茅根各30克，莲藕60克。

【做法】加水煎汤服。

【做法】本汤具有收涩止血之功，治内热所致的咳血、吐血、尿血等。

荠菜鸡蛋煎

【原料】荠菜120克，鸡蛋1~2个，精盐、植物油各适量。

【做法】荠菜切段，同鸡蛋调匀（可加精盐少许），放植物油适量于锅中加热后，倾入蛋液煎熟。一次食用。

【功效】本菜具有清肝明目之功效，可补益脾胃。治肝虚有热、眩晕头痛或目昏眼干。

荠菜瘦肉汤

【原料】鲜荠菜50克，鲜苦瓜、猪瘦肉、粳米各100克，料酒、精盐各适量。

【做法】荠菜洗净，切段。苦瓜洗净，切成片。猪瘦肉洗净，切成片，用料酒、精盐腌10分钟。锅内加入清水，将粳米熬粥约30分钟，加入苦瓜、荠菜和焯去血水的猪瘦肉片，再煮10分钟，加适量调料调味即成。

【功效】本汤具有清热润燥、清肝明目之功效。

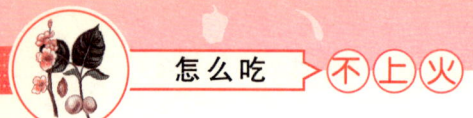

荠菜豆腐汤

【原料】嫩豆腐200克，荠菜150克，干香菇20克，精盐、麻油、水淀粉各适量。

【做法】豆腐切方块备用，香菇用温水泡发切成小丁，荠菜洗净切段备用。向锅内加适量水，大火烧沸后放入豆腐、香菇，加入精盐并搅拌均匀，稍煮片刻加入荠菜，待再次煮沸加入水淀粉勾芡，待汤汁变浓淋入麻油即可。

【功效】本汤具有补虚益气、健脑益智之功效，可用于初春清热降压之用。

荠菜鸡蛋汤

【原料】新鲜荠菜240克，鸡蛋4个，精盐、味精、植物油各适量。

【做法】新鲜荠菜去杂洗净，切成段，放进盘内，将鸡蛋打入碗内，用筷子顺着一个方向拌匀；炒锅上旺火，放水加盖烧沸，放入植物油，接着放入荠菜，再煮沸，倒入鸡蛋稍煮片刻，加入精盐、味精，盛入大汤碗内即成。

【功效】本汤具有补心安神、养血止血之功效，可用于初春清热降压之用。

荠菜荸荠汤

【原料】荠菜、荸荠各100克，水发香菇50克，植物油、湿淀粉、麻油、精盐、味精各适量。

【做法】荠菜去除老黄叶片，清水洗净，切成碎末；荸荠去皮和香菇（去蒂）一起放入清水里洗净，都切成了小丁状；炒锅上旺火，锅内放植物油烧热，倒入菜丁翻炒后，注入适量清水，煮沸，倒入荠菜末，再煮15分钟，放入精盐、味精、麻油调味，以适量淀粉勾芡即成。

【功效】本汤具有养血祛火之功效，可用于初春清热降压之用。

荠菜蜜枣汤

【原料】荠菜、蜜枣各50克。

【做法】荠菜去杂洗净，蜜枣洗净；煮锅上火，将荠菜和蜜枣放入锅内，注入适量清水，旺火煮沸，转为小火煮2小时即成。

【功效】本汤具有健脾止血、清热祛火之功效，适用于乍暖还寒的初春降火。

石榴皮荠菜粥

【原料】石榴皮（干品）15克，鲜荠菜50克，大米100克，蜂蜜30克。

【做法】将石榴皮用干净纱布包好；锅内加水适量，放入石榴皮袋、大米煮粥，八成熟时加入鲜荠菜末，再煮至粥熟，拣出石榴皮袋，调入蜂蜜即成。每日2次，连服3~5日。

【功效】本粥具有清热止血、平肝明目、和脾利水等功效，除了祛火清热之外，还可用于调治急、慢性胃肠炎和急性腹泻。

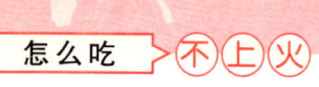 怎么吃不上火

荠菜苦瓜瘦肉粥

【原料】鲜荠菜50克,鲜苦瓜、猪瘦肉、粳米各100克,料酒、精盐各适量。

【做法】将粳米洗净备用。荠菜洗净,切段,苦瓜洗净,切成片。猪瘦肉洗净,切成片,用料酒、精盐腌10分钟。锅内加入清水,放入粳米煮约30分钟,加入苦瓜、荠菜和焯去血水的猪瘦肉片,再煮10分钟,加适量调料调味即成。

【功效】本粥有清热润燥、清肝明目的功效,调治上火引起的头晕头痛、口渴咽干或目赤肿痛等。

苦瓜荠菜猪肉汤

【原料】苦瓜250克,猪瘦肉125克,荠菜50克,味精、料酒、精盐各适量。

【做法】苦瓜去瓤切成小丁,猪瘦肉切薄片,荠菜洗净切碎备用,先将肉片用料酒、精盐调味,加水煮沸5分钟,加入苦瓜、荠菜煮汤,调入味精即成。每日1次,连服5~7日。

【功效】本汤具有滋阴润燥、清肝明目之功效。可用于初春时清热、疏肝、降火。

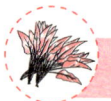 早春时:菠菜是疏肝解秘的佳食

菠菜,又称菠薐、波斯草。菠菜主根发达,肉质根红色,味甜可

第五章　应时而食，清热祛火"挑着吃"

食。菠菜属耐寒性蔬菜，长日照植物。我国北方也有冬季播种、来春收获的，俗称埋头菠菜。

《本草求真》载："菠薐，何书皆言能利肠胃。盖因滑则通窍，菠薐质滑而利，凡人久病大便不通，及痔漏关塞之人，咸宜用之。又言能解热毒，酒毒，盖因寒则疗热，菠薐气味既冷，凡因痈肿毒发，并因酒湿成毒者，须宜用此以服。且毒与热，未有不先由胃而始及肠，故药多从甘入，菠薐既滑且冷，而味又甘，故能入胃清解，而使其热与毒尽从肠胃而出矣。"一些久病的人经常大便不通，还有一些长痔疮的人，也容易排便困难，那么这些人常吃菠菜，对于病症会有所改善。糖尿病患者经常吃些菠菜有利于血糖保持稳定。

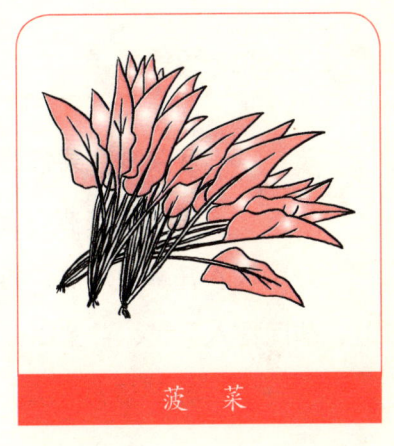

菠菜

菠菜烹熟后软滑易消化，特别适合老、幼、病、弱者食用。常食菠菜，对缺铁性贫血有改善作用，能令人面色红润、光彩照人，因此被推崇为养颜佳品。此外，菠菜含有一种十分重要的维生素——叶酸，孕妇多吃菠菜有利于胎儿神经发育，防止畸形。

需要提醒大家一点的是，菠菜含有草酸，草酸与钙质结合易形成草酸钙，它会影响人体对钙的吸收。做菠菜时，先将菠菜用开水烫一下，可除去80%的草酸，然后再炒、拌或做汤就好。另外，菠菜不能与含钙丰富的豆类、豆制品类及木耳、虾米、海带、紫菜等食物同食。

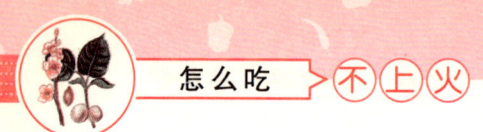

降火食方

麻油拌菠菜芹菜

【原料】菠菜、芹菜各250克，麻油、酱油、醋、精盐各适量。

【做法】将菠菜去根、杂质，洗净；芹菜去根、叶，洗净，切段；分别放入开水中焯熟，捞起滤去水分，备用；将麻油、酱油、精盐、醋同拌入菠菜、芹菜中即可。

【功效】养肝清热、润肠通便，适用于阴虚阳亢所致的便秘者常食。

雪梨菠菜根汤

【原料】雪梨1个，菠菜根、百合各30克。

【做法】雪梨切成块，菠菜根洗净切成段，与百合一同入锅，加水适量，煎汤，水沸后40分钟即成。

【功效】清热，滋阴。适合春季有火者食用。

菠菜汤

【原料】菠菜250克。

【做法】将菠菜洗净，切碎。菠菜煮汤，淡食，每日2次。

【功效】养血，止血，敛阴，润燥。治肠胃积热、胸膈烦闷、目眩。

第五章 应时而食，清热祛火"挑着吃"

菠菜粥

【原料】粳米100克，菠菜50克。

【做法】将菠菜洗净切碎，粳米洗净。粳米加适量水煮粥，熟后再将切碎的菠菜放入粥内煮沸。

【功效】有润燥养血的作用，能治疗内热所致便血、老年人或体弱者大便秘结。

菠菜鲜藕汤

【原料】菠菜、鲜莲藕各200克，精盐、麻油、味精各适量。

【做法】将菠菜入沸水中稍焯；鲜莲藕去皮切片，入开水氽断生，加入盐、麻油、味精拌匀即可。

【功效】有清肝明目的功效，治视物不清、头昏肢颤。

菠菜茯苓汤

【原料】石斛、茯苓各20克，沙参12克，菠菜400克，素汤（豆芽加水熬煮而成）800毫升，葱白、姜块、精盐、味精、植物油各适量。

【做法】石斛、茯苓、沙参以水煎取汁200毫升；菠菜洗净，切4厘米段，葱白切段，姜块切片拍松。将菠菜急焯一下捞起；炒锅放旺火上，加植物油烧热，下生姜煸炒，挑去生姜；爆入精盐，倒入药液和素汤，烧沸后倒入菠菜，汤沸调味精即可。

【功效】具有益胃养阴、健脾助食的功效。治胃肠燥热、阴亏液少、食欲不振者。

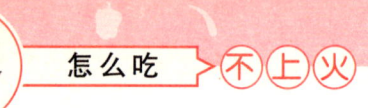

菠菜猪血汤

【原料】鲜菠菜、熟猪血各500克，姜片、葱段、料酒、精盐、胡椒各适量。

【做法】鲜菠菜洗净切段，猪血切条；在锅中放置植物油，将葱段、姜片煸香，倒入猪血煸炒，烹入料酒，煸炒至水干，加入肉汤、精盐、胡椒、菠菜，煮沸后，盛入汤盆即成。

【功效】具有养血止血、敛阴润燥的功能。治内热所致的血虚肠燥、贫血及出血等病症。

菠菜大枣粥

【原料】菠菜、大枣各50克，粳米100克。

【做法】将粳米、大枣洗净，加水熬成粥。熟后再加入洗净的菠菜煮沸即可。

【功效】营养丰富，具有健脾清热、养血补虚的功效，不仅可用于三伏天祛除暑热，每日1次，连服数日，还能用于治疗缺铁性贫血。

菠菜拌藕片

【原料】菠菜、鲜莲藕各200克，精盐、麻油、味精各适量。

【做法】将菠菜拣翠嫩者洗净，入沸水中稍焯；鲜莲藕去皮切片，入开水氽断生。加入精盐、麻油、味精拌匀即可。

【功效】具有清肝明目的功效，适用于肝血不足所致的视物不清、头昏肢颤等病症。

菠菜羊肝汤

【原料】鲜菠菜、羊肝各50克，精盐、麻油、味精各适量。

【做法】将菠菜洗净切段，羊肝切片；锅内加水约750毫升，烧沸后放入羊肝，稍滚下菠菜，并加入适量精盐、麻油、味精，滚后即可。吃羊肝、菠菜并喝汤。

【功效】具有养肝明目的功效，适用于视力模糊、两目干涩等病症。

菠菜鸡金汤

【原料】鸡内金10克，菠菜根250克。

【做法】鸡内金焙研为末；菠菜根洗净、切碎，煎汤取汁送服。

【功效】取菠菜根清热生津止渴，鸡内金收涩固肾，故既可以清热降火，对下消（糖尿病）也有辅助治疗的作用。

凉拌菠菜

【原料】菠菜250克，麻油、酱油、醋、精盐各适量。

【做法】菠菜洗净，置沸水中焯过，捞起切段，以麻油、酱油、醋、精盐调味食。

【功效】取菠菜养肝清热作用。可用于肝虚有热、头昏目眩、面赤、烦热等症。

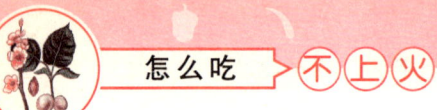 怎么吃 不上火

菠菜猪肝汤

【原料】菠菜250克，猪肝60克，麻油、酱油、精盐各适量。

【做法】菠菜择洗干净，猪肝切片，共煮熟（不可太过），以麻油、酱油、精盐等调味即成。

【功效】菠菜能养肝明目，猪肝为补肝明目之妙品，故配伍应用其效尤佳。不仅可以清热降火，还可以用于肝虚目昏或夜盲症、黄昏后视物不清等症。

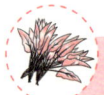 三伏天：西瓜解暑除烦"乐得欢"

西瓜属于双子叶植物，葫芦科。一年生草本。茎蔓生，密生软毛。叶掌状，表面有白粉。花黄色。果圆形或椭圆形。

据《本经逢源》记载：西瓜能引心包之热，从小肠、膀胱下泻。能解太阳、阳明中暍及热病大渴，故有"天生白虎汤"之称，白虎汤为汉朝《伤寒论》中解热退烧的经典名方，功能清热生津，解渴除烦，即指西瓜皮与其同功之喻。而春、夏伏气发瘟热，觅得隔年收藏者啖之，如汤沃雪。明朝汪颖《食物本草》也有云：西瓜，性寒解热，有天生白虎汤之号，然亦不宜多食。

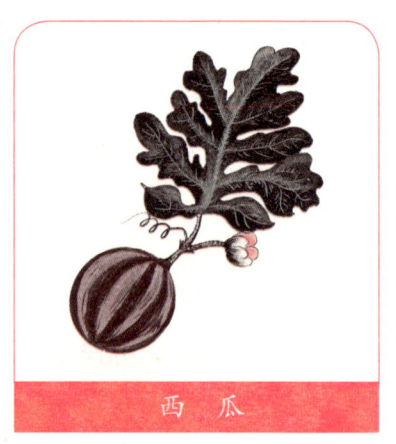

西瓜

不难看出,西瓜有清热解暑、解烦渴、利小便、解酒毒等功效,用来治一切热证、暑热烦渴、小便不利、咽喉疼痛、口腔发炎、酒醉。西瓜子有清肺润肺功效,和中止渴、助消化,可治吐血、久嗽。种仁(胚)有清肺、润肠、和中、止渴等作用,为医治肠、胃、脾内壅之要药。西瓜生食能解渴生津,解暑热烦躁。中国民间谚语云:夏日吃西瓜,药物不用抓。说明暑夏最适宜吃西瓜,不但可解暑热、发汗多,还可以补充水分,号称夏季"瓜果之王"。

但要注意的是,口腔溃疡患者、感冒初期患者、肾功能不全者、糖尿患者都不宜吃西瓜。若口腔溃疡者多吃西瓜,会使口腔溃疡复原所需要的水分被过多排出,从而加重阴虚和内热,使病程绵延,不易愈合;肾功能不全者吃西瓜不但使水肿加重,且容易诱发急性心力衰竭。

降火食方

西瓜西米粥

【原料】西瓜、西米各1000克,橘饼20克,冰糖100克。

【做法】先将西瓜瓤去籽,切成小丁,橘饼切成细米粒状,再把西米冲洗干净,浸泡发涨,沥干水分,最后把西瓜瓤、冰糖、橘饼放进水锅内共煮,再入西米,稍煮片刻即可。

【功效】具有清热祛暑、除烦止渴、解酒毒、降血压的功效,治热喘、暑热烦渴、不寐、言语懒出、血痢。

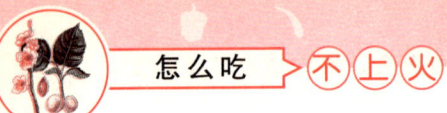

西瓜鸡肉汤

【原料】西瓜1500克，鸡脯肉400克，熟火腿、冬笋各50克，口蘑（干）20克，虾米10克，料酒10毫升，小葱、姜各5克，精盐3克，味精2克。

【做法】先将鸡脯肉、熟火腿和冬笋用刀分别切成豌豆般大小的丁；再将口蘑（干）、海米用温水泡软，洗净泥沙，也分别切成同样大小的丁；然后将鸡脯肉丁、火腿丁、冬笋丁、口蘑丁、海米丁用沸水烫一次，放在碗内；加料酒、精盐、葱、姜，上笼蒸烂，取出；用小刀在西瓜的1/5处，沿周围刻成锯齿形，揭开盖，挖出瓜瓤；瓜皮上刻上各种花纹图案，用开水将瓜内层烫一遍；把已蒸好的五丁放入瓜内，加入鸡汤盖好瓜皮盖，放在一个汤盆内放笼上蒸至瓜烂；烹西瓜的原汤倒入锅内上火，加鸡汤、精盐、料酒煮沸；撇净浮沫，倒入汤盆内即成。

【功效】具有解暑除烦、止渴下气、利水消肿、补益虚损之效；治暑热、解酒毒。

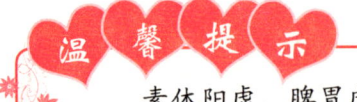

素体阳虚、脾胃虚寒者忌用。

西瓜冬菇汤

【原料】中等大小的西瓜1个，鸡腿肉250克，冬菇、干贝各30克，生姜2克，精盐适量。

第五章 应时而食,清热祛火"挑着吃"

【做法】西瓜洗净,在瓜蒂附近上切开一个盖型的顶端瓜皮,用汤匙掏出瓜肉,把瓜肉切为方粒形,备用;把鸡腿肉撕去皮,起肉并切为小条块,用生粉、生抽、生油各少许拌腌片刻;冬菇以温水浸泡,去蒂,切粒状;干贝浸泡,撕丝或切粒状。先把鸡腿肉、干贝、冬菇和姜放进瓜内,加入适量清水,盖上瓜皮盖,用牙签扎好,放进大炖盅内,隔水蒸约2个小时,打开瓜皮盖,放进西瓜肉,继续盖上瓜皮盖并牙签扎好,再蒸15分钟便可。进食时方调入适量精盐,此量可供3～4人食用。

【功效】有生津、除烦、止渴、解暑热、清肺胃、利小便、助消化、促代谢的功效,治肝炎及中暑发热。

西瓜粳米粥

【原料】车前草50克,粳米100克,西瓜2500克,葱白10克,精盐3克,味精2克。

【做法】先把车前草拣去杂质,用清水洗净,切碎,备用。将葱白切段,西瓜去皮去籽,备用。将粳米淘洗干净后放入锅内,加适量清水,置于大火上煮沸,改用小火继续煮,待米熟透时加入车前草、葱段和精盐,再煮10分钟,调入味精,拌入西瓜瓤即可。

【功效】具有清热、祛痰、利尿、明目之功效,治内热所致的咽喉肿痛。

西瓜冰糖丁

【原料】西瓜1250克,冰糖75克,湿淀粉(玉米)50克,香精3克。

【做法】将西瓜外表洗净,切开取其一块,除净瓜籽,将瓜瓤切

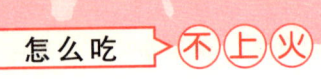

成2厘米见方的丁；锅内注入适量清水烧开；加入冰糖溶化后去尽浮沫；放入瓜瓤丁，用湿淀粉勾芡，滴入香精，盛在碗内即成；晾凉后放入冰箱冷冻片刻，食之更佳。

【功效】清热解暑、除烦止渴、益气和胃，调治暑烦伤津等症。

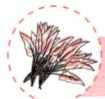秋初时：肺热咳嗽离不开梨

梨，蔷薇科，多年生落叶果树，乔木，叶子卵形，花多白色，果子多汁、可食。梨是"百果之宗"，因其鲜嫩多汁、酸甜适口，所以又有"天然矿泉水"之称。

梨果实供鲜食，肉脆多汁，酸甜可口，风味芳香优美。富含糖、蛋白质、脂肪、糖类（碳水化合物）及多种维

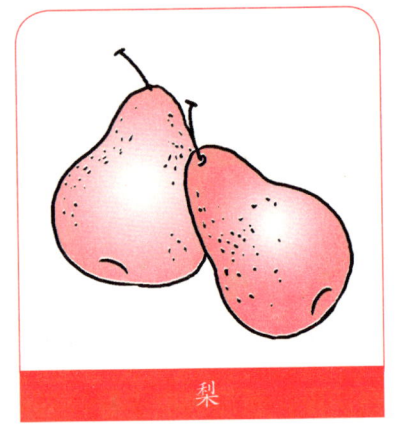

梨

生素，对人体健康有重要作用。梨果还可以加工制作梨干、梨脯、梨膏、梨汁、梨罐头等，也可用来酿酒、制醋。

梨中含苹果酸、柠檬酸、葡萄糖、果糖、钙、磷、铁以及多种维生素。中医学认为，梨味甘微酸，性凉，归肺、胃经；具有生津、润燥、清热、化痰、解酒的作用；用于热病伤阴或阴虚所致的干咳、口渴、便秘等症，也可用于内热所致的烦渴、咳喘、痰黄等症。对于高血压、心脏病、头晕目眩、失眠多梦等患者有较好的辅助治疗作用，它还是肝炎、肾病患者的保健水果，有较好的保肝、养肝和帮

助消化的作用。

1. 梨果

梨果有生津、润燥、清热、化痰等功效，适用于热病伤津烦渴、热咳、痰热惊狂、噎嗝、口渴失音、眼赤肿痛、消化不良等症。

2. 梨果皮

梨果皮有清心、润肺、降火、生津、滋肾、补阴的功效。根、枝叶、花有润肺、消痰清热、解毒之功效。

3. 梨籽

梨籽含有木质素，是一种不可溶纤维，能在肠道中溶解，形成像胶质的薄膜，能在肠道中与胆固醇结合而排出。梨籽含有硼，可以预防妇女骨质疏松症。硼充足时，记忆力、注意力、心智敏锐度会提高。

梨的不同食用方法可以产生不同的养生功效。吃生梨能解除上呼吸道感染患者咽喉干、痒、痛、声音哑及便秘、尿赤等症状；吃熟梨，如冰糖蒸梨等可起到滋阴润肺、止咳祛痰的作用。

梨虽然是很好的保健水果，但也不宜多吃，吃得过多易伤脾胃，助阴湿，所以风寒咳嗽、脘腹冷痛、脾虚便溏者及产妇要慎食。另外，梨有利尿的作用，夜尿频者，睡前要少吃梨。梨含果酸多，胃酸较多的人，不可多食。梨不要与螃蟹同吃，以防引起腹泻。

降火食方

雪梨汁

【原料】雪梨适量。

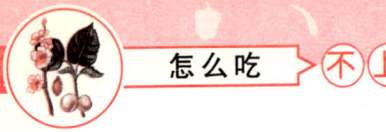

【做法】雪梨适量捣汁，徐徐含咽，每日服3~4次。

【功效】清肺热，祛咽疼，治失音。

雪梨芦根饮

【原料】梨1个，芦根30克，冰糖适量。

【做法】将梨、芦根与冰糖同煮，睡前热食，见小汗为佳，连服3日。

【功效】清热，生津，解暑。可调治肺热咳嗽。

鸭梨粥

【原料】粳米100克，鸭梨500克，冰糖适量。

【做法】鸭梨水煎取汁，加入粳米煮粥。

【功效】生津润燥，清热化痰。适用于热病伤阴或阴虚所致的干咳、口渴、便秘等症。

雪梨冬瓜饭

【原料】雪梨6个，糯米、冬瓜、冰糖各100克，川贝粉12克。

【做法】雪梨削皮挖心，将糯米煮成饭，与川贝粉、冬瓜（切碎）、冰糖拌匀，装入梨中，蒸50分钟后食用，早晚各服1次。

【功效】润肺化痰，降火止咳。用于调治肺痰咳嗽、干咳咯血。

沙梨汁

【原料】沙梨1个。

第五章 应时而食,清热祛火"挑着吃"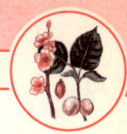

【做法】将沙梨捣烂、榨汁,慢慢咽服,早晚各1次。

【功效】生津润燥,清热化痰。可调治咽炎、红肿热痛、吞咽困难等症。

葱白梨饮

【原料】梨1个,葱白连须7条,白糖10克。

【做法】将以上食材加水煎服。

【功效】生津润燥,疏风解表。用于调治风热咳嗽。

梨汁瓜子饮

【原料】鲜梨汁250毫升,胖大海、冬瓜子、冰糖各少许。

【做法】梨汁加胖大海、冬瓜子、冰糖,煮饮。

【功效】具有滋润喉头、补充津液的功效。治体质火旺、喉炎干涩、声音不扬等症。

五汁饮

【原料】梨、鲜荸荠、芦根、麦冬、藕(或甘蔗)各适量。

【做法】将以上食材捣烂取汁。临时斟酌多少服用,不喜凉者,煎热服。

【功效】清热生津,除烦止渴。可用于秋初之时温热病口渴甚,或吐白沫黏滞者。

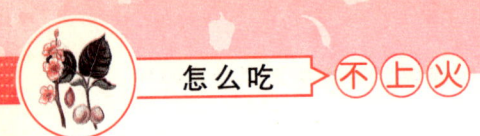

梨膏饮

【原料】梨2000克。

【做法】梨切碎捣烂，绞取汁液（或煎取汁液），小火熬至浓稠，加入1倍蜂蜜，混匀并煎沸，待冷即成。每次服1~2匙，温开水冲服。若临时急用，可用梨绞取汁液服，或生嚼鲜果。

【功效】将梨熬膏服，有良好的养阴生津、润燥止渴的作用。用于消渴喜饮。亦可用于阴虚火炽，津液亏耗，口渴心烦，咽痛喉干，失音，或肺燥咳嗽。

六汁饮

【原料】梨汁、人乳（或牛乳）、蔗汁、芦根汁各等量，竹沥减半。

【做法】煎沸，待冷，时时饮用。

【功效】此汁源于《本草求原》，其中梨、乳、蔗、芦根等汁液均可养阴润燥，竹沥（慈竹经烘烤流出的汁液）清热化痰，共成养阴润燥、清热化痰之品。用于噎膈，津枯而热痰阻结，吞咽梗阻，饮食难下，口干咽燥，大便艰涩，舌红少津。

丁香煨梨

【原料】梨1个（大个的），丁香15粒。

【做法】梨挖去核，放入丁香，外用菜叶或湿草纸包裹，于火灰中煨熟食（将放入丁香的梨封固，蒸熟食亦可）。

第五章 应时而食，清热祛火"挑着吃"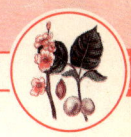

【功效】本品源于《圣济总录》，其中梨煨熟食能益胃养阴；丁香性温，有降逆、和胃止呕的作用，与梨同用，虽温而不燥热。用于秋初胃气虚弱或胃寒所致的反胃呕吐。

🌿 川贝蒸梨

【原料】梨（个大的）1个，川贝母3克，冰糖适量。

【做法】梨挖去核，川贝母研末，与冰糖一并纳入梨中，封好，煮熟或蒸熟。2次服食。

【功效】川贝母为润肺化痰、止咳要药，梨、冰糖均能清热润肺化痰。可用于秋初肺部燥热、咳嗽痰黄稠、咽喉干燥。

🌿 川贝梨炖猪肺

【原料】雪梨2个，川贝母15克，猪肺40克，冰糖适量。

【做法】将雪梨切成小块；猪肺洗净，挤去泡沫，切成小块；川贝母洗净，一并放入沙锅内，酌加适量冰糖和清水，选用大火煮沸，再用小火炖煮3小时左右。吃雪梨、猪肺，喝汤。

【功效】养阴、润肺、止咳。主治肺阴亏虚、干咳无痰或痰少而黏、咯血、潮热颧红。

🌿 雪梨浆

【原料】大雪梨1个。

【做法】将雪梨切成薄片，放在碗中，加入凉开水，淹没梨片，浸泡半日，用纱布绞汁。顿饮，1日数次。

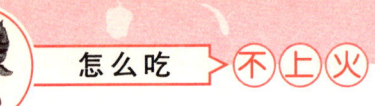

【功效】生津润燥，清热化痰。可用于秋初降火清热之用，主治热病伤阴，心烦口燥，大便干结。

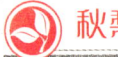 秋梨莲藕汁

【原料】秋梨、莲藕各500克。

【做法】将秋梨削皮、去核，莲藕去节，分别切碎，一并用纱布绞汁。顿服。

【功效】清热润肺，化痰止咳。主治痰热蕴肺，咳嗽，咳痰黄稠，发热，咽干口燥。

五汁密膏

【原料】鸭梨、白萝卜各1000克，生姜、炼乳、蜂蜜各250克。

【做法】将梨洗净，去核；白萝卜和生姜洗净。以上3味分别用纱布绞取汁液。将梨汁和萝卜汁放入锅内，先用大火煮沸，再用小火煎熬，浓缩至膏状时，加入姜汁、炼乳和蜂蜜，搅拌均匀，继续煎熬，煮沸后停火。晾凉，盛入瓶内。每次1汤匙，每日2次，用沸水冲化饮用。

【功效】滋阴降火。可用于秋初降火清热之用，主治肺阴亏虚，虚热内燥，午后低热，久咳不止，痰少质黏，心烦不安，大便秘结，小便短黄。

银耳川贝母

【原料】雪梨1个，银耳10克，川贝母5克。

第五章 应时而食，清热祛火"挑着吃"

【做法】将以上食材用水煎服用。

【功效】清热润燥，化痰止咳。用于秋初清热降火，可调治阴虚有热。

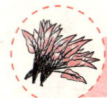 **晚秋时：荸荠清热泻火除口臭**

荸荠，别名马蹄、地栗，因它形如马蹄，又像栗子而得名，秋末割取地上部分，晒干；球茎可新鲜采用。荸荠鲜甜可口，可做水果亦可做蔬菜，可制罐头，可做凉果蜜饯，它既可生食，也可熟食。

荸荠中含的磷是根茎类蔬菜中较高的，能促进人体生长发育和维持生理功能的需要，对牙齿骨骼的发育有很大好处。中医学认为，荸荠味甘性寒；能清肺热，又富含黏液质，有生津润肺、化痰利肠、通淋利尿、消痈解毒、凉血化湿、消食除胀；主治热病消渴、目赤、咽喉肿痛、小便赤热短少、外感风热等病症。适合发热患者食用，对幼儿尤佳。

荸荠最好不要经常生吃。如果常吃生荸荠，其中的姜片虫就会进入人体并附在肠黏膜上，会造成肠道溃疡、腹泻或面部水肿。另外，荸荠属于生冷食物，对脾肾虚寒和血瘀的人来说不太适合。

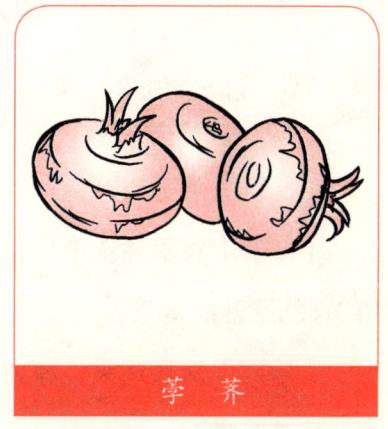

荸荠

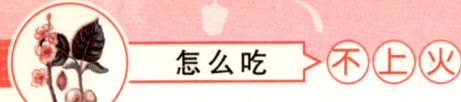

降火食方

荸荠川贝汁

【原料】荸荠汁1杯，川贝母（研成粉）1.5克。

【做法】将荸荠汁与川贝母拌匀服，每日2～3次。

【功效】本品既可清热生津，又可补充营养，最宜用于发热患者。治肺热咳嗽、痰浓难咳。

荸荠汁

【原料】荸荠300克。

【做法】将荸荠洗净后去皮、切块，入榨汁机中打成汁，冷服，每次125毫升。

【功效】清热泻火，凉血解毒，利尿通便。治咽喉肿痛，阴虚肺燥，痰热咳嗽。

荸荠甘蔗饮

【原料】鲜荸荠250克，甘蔗1根。

【做法】鲜荸荠洗净切块，甘蔗切段，入锅煎煮，熟而食之。

【功效】清热消炎，生津止渴。适于发热后期之心烦口渴和低热不退，还可预防流感。

第五章 应时而食，清热祛火"挑着吃"

荸荠丸子

【原料】荸荠500克，精盐、姜末、豆粉各适量。

【做法】荸荠煮熟捣烂，加精盐、姜末、豆粉，挤成丸子，油炸后捞起。生粉勾芡成卤，浇在丸子上即可。

【功效】本品味鲜滑口，可消食开胃、清热消食、开胃利便、利肠通便。

荸荠茅根饮

【原料】荸荠7~10只，鲜竹叶、鲜白茅根各30克。

【做法】将以上食材洗净，荸荠切块，鲜白茅根切段，与鲜竹叶一块用水煎。代茶频饮。

【功效】滋阴降火、生津止血。适用于胃火上炎所致的口臭、口舌生疮、尿赤、便秘等症。

荸荠海蜇汤

【原料】荸荠、海蜇（浸泡去盐）各50~100克。

【做法】将以上食材用水煎，分2~3次饮下。

【功效】此即清朝名医王士雄的"雪羹汤"，有清热化痰、消积软坚及降低血压之效，治痰热咳嗽。

荸荠萝卜饮

【原料】荸荠250克，莲藕150克，白萝卜100克。

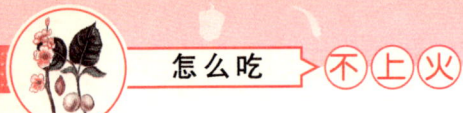

【做法】将以上食材洗净切片,煎水代茶饮服。

【功效】清热生津。适用于防治邪热所致的鼻出血。

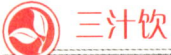 三汁饮

【原料】荸荠汁、莲藕汁、梨汁各等量。

【做法】将三汁调匀,随意饮服。

【功效】滋阴润燥,清热生津。对发热烦渴、痰热咳嗽、津液不足有辅助治疗功效。

荸荠麦冬汤

【原料】鲜荸荠120克,鲜萝卜250克,麦冬15克。

【做法】鲜荸荠、鲜萝卜捣烂,绞取汁液,加入麦冬。煎汤服。

【功效】本方以麦冬配荸荠具有养阴润肺、清热化痰之功效,加上萝卜清热化痰、止咳。可以用于晚秋时节阴虚肺热,咳嗽痰多。

荸荠梨汤

【原料】荸荠10个,梨2个。

【做法】将荸荠、梨去皮切块,加适量水煮开后饮用。

【功效】本汤具有消渴解毒、温中益气之功效,还可治疗急慢性咽喉不适。

第五章 应时而食，清热祛火"挑着吃"

初冬时：甘蔗治热病津伤、咳嗽

甘蔗是禾本科甘蔗属植物，原产于热带、亚热带地区。甘蔗中含有丰富的糖、水分，此外还含有对人体新陈代谢非常有益的各种维生素、脂肪、蛋白质、有机酸、钙、铁等物质。甘蔗不但能给食物增添甜味，而且还可以提供人体所需的营养和热量。

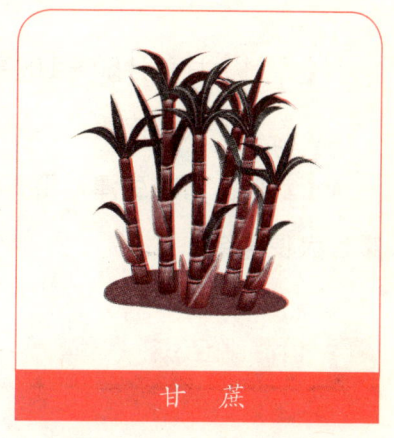
甘蔗

甘蔗不仅可以作为冬令佳果，而且还可以当作防病健身的良药。《本草新编》载："入脾、肺、大小肠。"中医学认为，甘蔗味甘，性寒，甘可滋补养血，寒可清热生津，故有滋养润燥之功，清热、生津、下气、润燥。治热病津伤、心烦口渴、肺燥咳嗽、大便燥结。适用于津液不足、咽喉肿痛、大便干结、虚热咳嗽等病症。

但要注意的是，由于甘蔗性寒，患有胃寒、呕吐、便泄、咳嗽、痰多等症者暂时不宜食用，以免加重病情。此外，需要注意的是，甘蔗若保管欠妥易于霉变。因此，那种切开断面呈黄色或猪肝色，闻之有霉味，咬一口带酸味、酒糟味的甘蔗误食后容易引起中毒，导致视神经或中枢神经系统受到损害，严重者还会导致双目失明、全身痉挛性瘫痪等难以治愈的疾病。

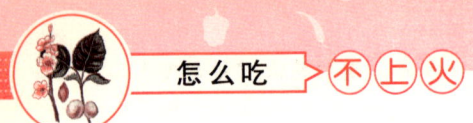

降火食方

甘蔗汁

【原料】甘蔗汁50～100毫升。

【做法】代茶饮用。

【功效】清热生津,下气润燥。治热病津伤、心烦口渴、肺燥咳嗽、大便燥结。

甘蔗鲫鱼汤

【原料】甘蔗250克,白茅根(鲜品)100克,鲫鱼1条(约200克),陈皮6克,生姜4片。

【做法】将甘蔗斩细块,白茅根切小段,陈皮洗净待用。将白鲫鱼去鳞,宰杀干净。放入锅内用油、姜片稍煎至金黄色。然后加入甘蔗块、白茅根段、陈皮及适量清水,大火煮沸后,小火煲2～3小时。

【功效】本品有清热利水、凉血解毒之功效,可治咽喉痛。

甘蔗大米粥

【原料】甘蔗汁100毫升,蜂蜜、大米各50克。

【做法】将大米煮粥,待熟调入蜂蜜、甘蔗汁,再煮沸即成,每日1剂,连续3～5日。

【功效】具有清热生津、润肠通便之功效。治热病后津液不足、肺燥咳嗽、大便干结等。

甘蔗蜜粥

【原料】新鲜甘蔗若干段，大米50克，少量蜂蜜。

【做法】将新鲜甘蔗削皮去节，榨取汁；大米煮粥，待粥将熟时，加入蔗汁，再加入少量蜂蜜。每日服此粥1~2次。

【功效】具有润肠通便之功效，治内热所致的小儿咳嗽、干咳无痰者。

甘蔗莱菔汤

【原料】甘蔗200克，鲜萝卜150克。

【做法】将两者分别切碎，加水煮至萝卜烂熟，去渣取汁，随量服用。

【功效】两者同用，可奏清热除烦、解酒毒和化食下气之效。用于酒食过度，烦热面赤，呕逆少食。

甘蔗生姜汁

【原料】甘蔗250~500克，生姜15~30克。

【做法】将两者分别切碎，略捣绞汁，和匀服用，或煎热服。可分3~4次服。

【功效】本品用蔗汁益胃和中，生姜下气止呕。蔗汁寒，姜汁温，合用则性较平和。用于清除内火，防治因为内火所致的阴液不足、胃气上逆、反胃呕吐或噎嗝饮食不下。

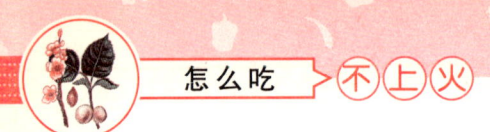 怎么吃 不上火

 蔗浆粟米粥

【原料】甘蔗500克,粟米60克。

【做法】甘蔗切碎略捣,绞取汁液,加粟米(青粱米),加水适量,煮成稀粥食。

【功效】本方取甘蔗汁益胃生津、润肺燥,取粟米益脾胃;两者又皆能除热。用于脾肺不足,阴虚肺燥,烦热咳嗽,咽喉不利。

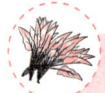 隆冬时:白菜,清邪热的"菜中之王"

白菜为十字花科芸薹属。白菜是人们生活中不可缺少的一种重要蔬菜,白菜具有较高的营养价值,味道鲜美可口,营养丰富,素有"菜中之王"、"百菜不如白菜"的美称,广为大众喜爱。

白菜含有蛋白质、脂肪、多种维生素和钙、磷等矿物质以及大量膳食纤维,用于炖、炒、熘、拌以及做馅、配菜都可以。特别是白菜含较多维生素,与肉类同食,既可增添肉的鲜美味,又可减少肉中的亚硝酸盐类物质,减少亚硝酸胺的产生。

白菜除作为蔬菜供人们食用之外,还有药用价值。中医学认为,白

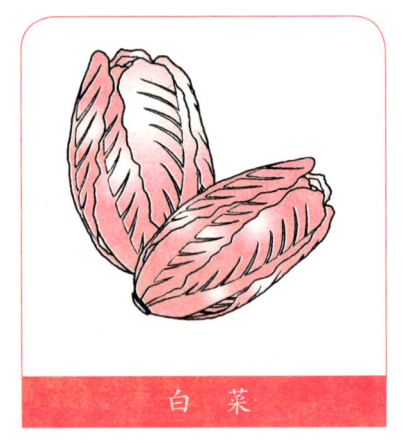

白 菜

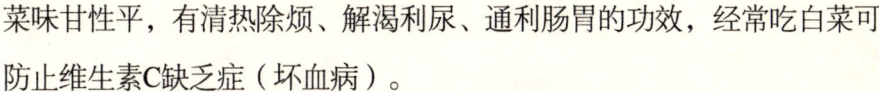

菜味甘性平,有清热除烦、解渴利尿、通利肠胃的功效,经常吃白菜可防止维生素C缺乏症(坏血病)。

但要注意:忌食隔夜的熟白菜和未腌透的大白菜;腹泻者忌食大白菜;气虚胃寒的人忌多吃;切大白菜时,宜顺丝切,这样大白菜易熟。

降火食方

白菜豆腐汤

【原料】白菜1000克,豆腐50克,红枣10枚。

【做法】将白菜洗净切碎,豆腐切块,红枣洗净备用。以上食材放锅内加水适量,炖汤。

【功效】通利肠胃,清热,除烦,用治内热积聚引起的肺燥咳嗽、大便干结。

白菜豆芽饮

【原料】白菜根茎头1个,绿豆芽30克。

【做法】将白菜根茎头与绿豆芽同煮,温饮,每日2～3次,每次100～200毫升。

【功效】清热解毒,可治疗外感温热之邪引起的发热、头痛、鼻塞、口干等症。

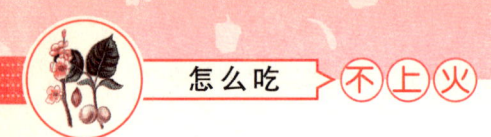

白菜根饮

【原料】白菜根300克,生姜3片,红糖60克。

【做法】将白菜根洗净与姜、红糖同煮,热饮。

【功效】解毒,散风寒。可治疗外感风寒之邪引起的恶寒、发热、头痛、无汗、恶心等症。

水煮鲜菜叶

【原料】白菜叶200克。

【做法】白菜叶用开水煮食。

【功效】清热解烦,治烦热口渴。适用于消化不良、小便不利等症。

白菜露

【原料】白菜汁200毫升。

【做法】将白菜汁于饭前加热,温服,每日2次。

【功效】本品不仅可以清热祛火,还可治疗胃溃疡。

白菜炒肉片

【原料】白菜500克,瘦肉100克,精盐、鸡精各适量。

【做法】白菜洗净切段,瘦肉切片与白菜同炒熟后放精盐、鸡精调味。

【功效】本品清热祛火,有通肠胃、补精血之功效。

第五章 应时而食，清热祛火"挑着吃"

白菜粳米粥

【原料】干冬白菜、粳米各50克。

【做法】将冬白菜、粳米加适量水煮粥，粥熟时，用植物油少量调味服食，每日2~3次。

【功效】通利肠胃，清热除烦。用治咽炎声嘶、病后食少。

白菜根葱白生姜汤

【原料】白菜根100克，葱白、生姜各50克。

【做法】将以上食材用水煎服，每日3次。

【功效】发汗解毒，祛风寒。用治伤风感冒。

白菜白萝卜杏仁汤

【原料】白菜、白萝卜各100克，甜杏仁(去皮尖)30克。

【做法】将以上食材煮熟后吃菜喝汤，每日2次。

【功效】解热除烦，润肺化痰。可治一般咳嗽。

白菜根绿豆汤

【原料】白菜根、绿豆各30克。

【做法】将以上食材用水煎，每日1剂，当茶饮用。

【功效】清热，利湿，解毒。用于预防麻疹。

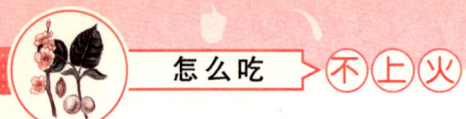

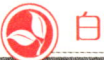 白菜根香菜辛夷汤

【原料】白菜根、香菜各30克,辛夷10克。

【做法】将以上食材洗净用水煎,每日1剂,分2次服。

【功效】解表,发汗,通便。用治鼻火。

第六章

巧搭配，上火食物不上火

对于食品的"美味"，一般人皆难以抵挡其诱惑，总不能因为怕上火就远离那些美食吧。如何两全其美呢？巧搭配，不该吃的不吃或者少吃，上火食物如火锅、辣椒等，可采用温凉搭配、荤素搭配等让温热性大减，让美食多一分寒凉的清爽，让三餐远离上火，自己多一分健康。

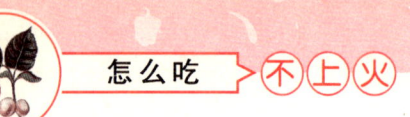

四多四少,"不上火"的饮食之道

怎么吃"不上火",面对纷繁复杂的生活,如何才能走出属于自己的"健康之道"呢?为此,这里为大家制订了一份"饮食摄取表"。只要将下面这个口诀表熟记于心,并逐一实践,就能在食物"多与少"的选择中"防火于未燃",获益一生。

1. 少肉多豆

我们身边有不少"肉食者",汉堡、烤肉、烤鸭、红烧肉,顿顿无肉不欢。按"膳食平衡宝塔"建议,一个人每天最好只摄入瘦肉75克,即一张扑克牌大小的一块。其中,体力劳动者、男性可以多吃红肉,脑力劳动者、女性及身体功能退化的老年人,应多吃白肉。

患有肥胖、心脏病、高血压等的人,要多吃"地里长出来的肉"——豆制品。比如水豆腐、豆腐丝、豆腐干、豆腐皮之类,都是提供蛋白质的好食品。

2. 少盐多醋

盐不仅会偷走你身体里的钙,还会导致血压升高。做饭时,除了少放盐,也要尽量控制酱油、番茄酱、辣椒酱、咖喱等调味品的摄入量。更要小心看不见的盐,比如餐馆中红烧菜、炖菜等菜品,薯片、罐头及快餐方便食品中都含较多的盐。醋则称得上是厨房里的保健调味品了,炒菜时不妨放一点,用米醋腌泡菜可以降血脂,用陈醋配着面食吃能助消化,做鱼和骨头汤的时候放点醋,还有助于钙质的吸收。

3. 少食多嚼

想管住自己的嘴，不妨尝试以下几招：在感到有点儿饿时开始吃饭，而且每餐在固定时间吃；每次少盛一点，或使用浅盘和透明餐具；吃饭至少保证20分钟，因为从吃饭开始，经过20分钟后，大脑才会接收到吃饱的信号。一般来说，每口食物咀嚼15～20次，有助消化，防止发胖，还能缓解紧张、焦虑的情绪。不妨用小汤匙代替筷子，或者轮流使用勺子和筷子吃饭，即使想快也快不起来，保证每口食物都能充分咀嚼。

4. 少药多练

不管平时多大方，吃药时最该"抠门点"，遇到伤风感冒这样的小病，别随便吃药。老年人还应遵守"岁加量减"的原则，60岁以上的老年人，其用药量相当于成人用药量的3/4，不可自行增加，并且同时最多只能服4种药。如果没有养成锻炼的习惯，吃药也等于白吃。最新研究显示，只要每天坚持锻炼15分钟，平均可延寿3年，如散步、慢跑、骑自行车等，都称得上是最好的"药物"。

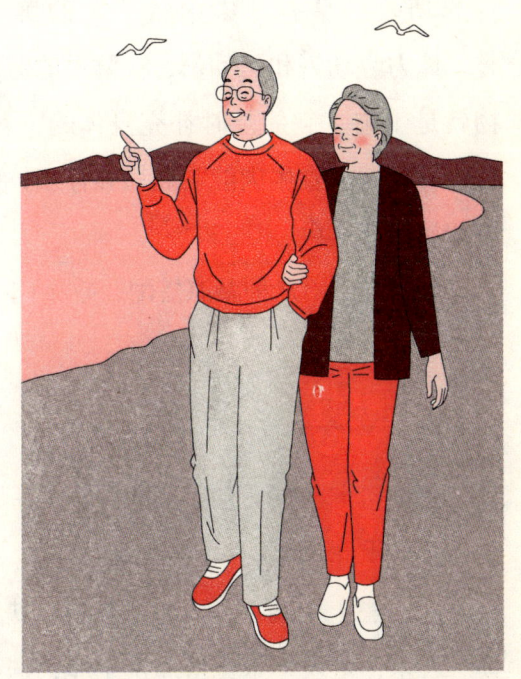

怎么吃 不上火

温凉搭配，上火食物吃着不上火

天气渐凉，大家要开始适当进补了，适量吃些牛肉无疑是一个很好的选择。

在我国，牛肉是仅次于猪肉的第二大肉类食品。牛肉蛋白质含量高，脂肪含量低，味道鲜美，受人喜爱。牛肉有补中益气、滋养脾胃、强健筋骨的功效，享有"肉中骄子"的美

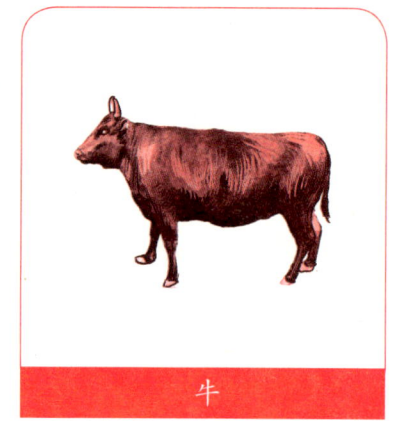

牛

誉。体力劳动者和运动员，在繁重的劳动或激烈运动前后最适宜的食物就是牛肉。它能及时补充身体的消耗，尽快恢复体力。孩子在生长、发育期多食牛肉能明显增强体质，强壮体魄。但是很多人想吃牛肉却又担心上火。

下面就介绍几种温凉搭配，吃牛肉又不上火的食谱。

番茄炖牛腩

【原料】牛腩、番茄各500克，桂皮1小块，大料3枚，葱1段，姜几片，干辣椒5个，调料适量。

【做法】牛腩切1厘米见方的小块后用清水泡约3小时，30分钟换一次水，每次换水记得冲洗干净，泡好的牛腩洗净沥去水分；番茄洗净切块；锅内放植物油，烧热，放桂皮、大料煸香；倒入沥去水分的牛腩翻炒至变色；把炒好的牛腩转至炖锅，加开水没过牛腩，

第六章 巧搭配，上火食物不上火

放入料酒和生抽；葱、姜、干辣椒放调料包，封好放入炖锅；大火烧开，小火焖1小时；1小时后加入番茄继续炖1个小时，出锅前加精盐即可。

【功效】养阴生津。体寒体热之人皆可食用本品。

【备注】番茄与牛肉搭配，这样吃就不会上火。因为番茄性凉、解热，刚好中和牛肉的热性。

清炖牛肉汤

【原料】牛肉1000克，白萝卜200克，花椒、葱、料酒、精盐、姜、味精各适量。

【做法】将姜切片，葱切断，萝卜切成块；牛肉用清水浸泡，去尽血水，切成块，入锅加清水，置旺火上烧开，撇去浮沫，随即下姜、葱、萝卜块、花椒和料酒，移至小火上炖；牛肉炖至七成熟时，取出，切成条，同时，将汤滤去姜、葱、花椒和沉淀物，再与牛肉同下锅内，旺火烧开后移至小火上炖，直到炖烂，食用时在汤碗中加精盐、味精，先舀萝卜，再舀牛肉和汤，随上味碟蘸食。

【功效】健脾养胃，清热化痰，下气宽中。适合气短体虚、筋骨酸软者常食。

【备注】牛肉性温热，配上味甘、辛，性凉的白萝卜吃了不上火，白萝卜归肺、胃、大肠经，还能清热生津，能有效中和牛肉的温热之性。

为了大家烹饪方便，这里就温性食物和凉性食物做一个说明，参照如下：

怎么吃不上火

常见的温性食物

羊肉、牛肉、猪肉、黑枣、桂圆、栗子、芥菜、南瓜、大葱、洋葱、大蒜、韭菜、胡萝卜、生姜、桃、荔枝、桂圆、柑橘、木瓜、李子、莲子、砂糖、大枣、葡萄、糯米、胡桃仁、乌梅、花茶、乌龙茶、蜂蜜、鸡肉、鸭肉、鹅肉、虾、鲫鱼、黄鳝、鲢鱼等。

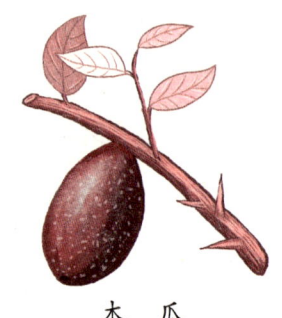

木 瓜

常见的凉性食物

小米、小麦、薏苡仁、香菇、黄瓜、冬瓜、菠菜、梨、橙子、白萝卜等。

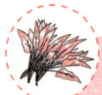 ## 荤素搭配，涮羊肉防火于"未燃"

在冬季，羊肉备受青睐。其味甘性温，含有丰富的脂肪、蛋白质、糖类、无机盐和钙、磷、铁等。羊肉除了营养丰富外，还能防治阳痿、早泄、经少不孕、产后虚羸、腹痛寒疝、胃寒腹痛、纳食不化、肺气虚弱、久咳哮喘等疾病。但是，羊肉是大补之物，常吃容易上火。那么，如何巧搭配，避免上火呢？

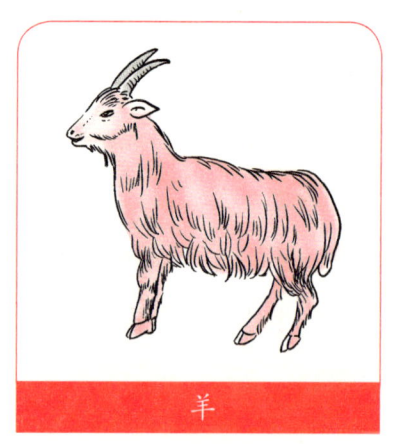

羊

中医讲究"热则寒之"的食疗方法。因此，吃羊肉时要搭配凉

第六章 巧搭配，上火食物不上火

性和性平的蔬菜，以起到清凉、解毒、祛火的作用。凉性蔬菜一般有冬瓜、丝瓜、油菜、菠菜、白菜、金针菇、蘑菇、莲藕、茭白、笋、菜心等；而红薯、土豆、香菇等是性平的蔬菜。吃羊肉时最好搭配豆腐，豆腐不仅能补充多种微量元素，还能起到清热泻火、除烦、止渴的作用。如果羊肉和萝卜做成一道菜，则能充分发挥萝卜性凉、可消积滞、化痰热的作用。羊尾脂肪、皮下脂肪、羊皮脂腺分泌物和肌肉间隙的脂肪中含有一种挥发性脂肪酸，这就是羊肉中膻气的来源，如果每1000克羊肉放入250克白萝卜或胡萝卜同煮，羊肉膻味即可去除。

此外，煮羊肉的时候，调料的搭配作用也不可忽视。最好放点不去皮的生姜，因为姜皮辛凉，有散火除热、止痛祛风的作用，与羊肉同食还能去掉膻味。烹调羊肉时应少用辣椒、胡椒、生姜、丁香、小茴香等温辛燥热的调味品；可以放点莲子心，它有清心泻火的作用。

想吃羊肉不上火，涮是不错的烹调方法，这里推荐几种羊肉的涮法，以供参考。

羊肉涮锅

【原料】羊肉（瘦）2000克，黄酒、腐乳汁各10毫升，酱油、辣椒油各15毫升，虾油20毫升，粉丝、菠菜各250克，香葱末、腌韭菜花各50克，卤虾油50毫升，芝麻酱100克，酒40毫升，鸡汤或水700毫升，味精4克，精盐6克。

【做法】将羊肉洗净去骨去皮，剔除板筋，切成12厘米长、2厘米宽的大薄片，放在盆里待用；把酱油、卤虾油、芝麻酱、辣椒油

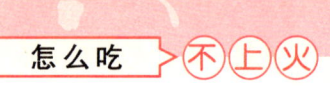

等分别放在小碗内,腐乳汁、韭菜花放在小碟内;食用时,在火锅内添上鸡汤或水,待锅内汤烧开时用筷子夹着羊肉在锅内烫涮(需1~2分钟),肉片呈灰白色时即夹出,蘸着各种调味料吃。肉片要随涮随吃。最后把菠菜、粉丝放在锅子内,待菠菜熟时,放入精盐、味精,然后连菜带汤一起食用。

【功效】补体虚,祛寒冷,温补气血。主治肾虚腰痛,形瘦怕冷,病后虚寒等。

羊肉虾仁羊骨汤

【原料】羊肉800克,白菜头(洗净切成块)280克,细粉丝260克,虾仁10克,羊骨、猪骨、鱼各适量。香菜(洗净切成末)、腌韭菜花、葱花各60克,辣椒油60毫升,芝麻酱120克,腐乳1块,卤虾油、料酒、醋各50毫升,酱油150毫升,麻油25毫升,姜1块。

【做法】羊骨、猪骨、鱼和姜加水做汤;羊肉冻硬,把冻肉进一步剔除肉头、边角、脆骨、筋膜等,然后切成15~20厘米长、3~5厘米宽的极薄片,码在盘中待用;把虾仁加入汤内;火锅水烧开后,先下入少量肉片在汤中拨散,使其涮成灰白色时,随即可夹出蘸着

第六章 巧搭配，上火食物不上火

配好的调料吃，然后肉片随涮随吃，切忌下得过多，容易老化影响鲜嫩；肉片涮完后，再加入白菜头、细粉丝（也可用冻豆腐、白豆腐、酸菜、菠菜等），做汤菜食用。

【功效】温补肾阳，适用于肾阳虚患者，症见腰痛，腰膝酸软，小腹拘急，小便不利等症。

北京涮羊肉

【原料】羊肉片500克，粉丝100克，白菜250克，芝麻酱、腌韭菜花、酱豆腐、香菇、糖蒜各50克，芝麻烧饼若干。料酒35毫升，酱油20毫升，辣椒油、卤虾油各10毫升，精盐5克，葱、姜各15克。

【做法】将精选的嫩羊肉经冷冻后切成极薄的片，最好肥瘦相间；在火锅中加水烧沸，放入香菇、料酒、精盐、葱、姜，再将芝麻酱、腌韭菜花、酱豆腐、料酒、酱油、辣椒油、卤虾油、糖蒜等按个人喜好配好调料，粉丝浸泡好，白菜洗净；将羊肉片、白菜、粉丝等放入火锅中，边涮边吃，佐以芝麻烧饼。

【功效】补中益气，固肾壮阳。

吃羊肉不宜同时吃醋，因为《本草纲目》称："羊肉同醋食伤人心。"羊肉大热，醋性温，与酒性相近，两物同煮，易生火动血。因此，羊肉汤中不宜加醋。羊肉中含有丰富的蛋白质，而茶叶中含有较多的鞣酸，吃完羊肉后马上饮茶，会产生一种叫鞣酸蛋白质的物质，容易引发便秘；若与南瓜同食，易导致黄疸和脚气病。

另外，涮羊肉时间不宜太短；涮羊肉的汤不宜喝；忌用铜器烹饪；肝炎患者忌吃羊肉。

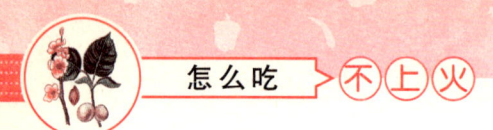

巧妙烹调，辣椒吃得过瘾不上火

辣椒，一年或多年生草本植物，原产于南美洲热带地区，后我国各地普遍栽培，是我国境内最晚传入却用量最大且最广泛的香辛料。

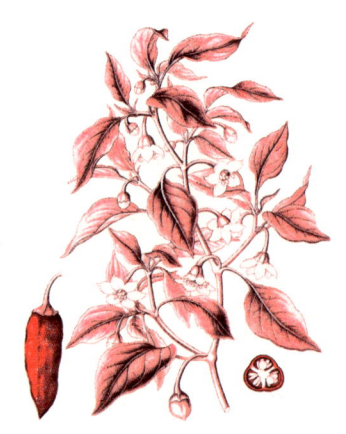

辣　椒

辣椒中含有多种维生素（维生素C尤其丰富）、β胡萝卜素、叶酸、镁及钾；辣椒中的辣椒素具有抗炎及抗氧化作用。

辣椒大致可分为长椒、圆锥椒、甜柿椒、樱桃椒。

辣椒全身都是宝。果：温中散寒，健胃消食。用于胃寒疼痛，胃肠胀气，消化不良；外用治冻疮，风湿痛，腰肌痛。根：活血消肿。外用治冻疮。但吃辣椒容易上火，怎么吃才能既有营养又不上火呢？个人体质不同，能承受的程度也不相同。总体看来，手脚冰凉、容易贫血的人可适当多吃。有胃溃疡、食管炎、痔疮的人，以及阴虚火旺，经常便秘、长痤疮的人要慎吃。除了体质（阴虚火旺及患咳嗽、目疾者忌服）之外，辣椒的烹调方法也大有学问。

第六章  巧搭配,上火食物不上火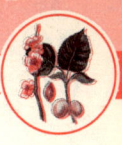

烹调一:选用新鲜青辣椒,少用晒干的红辣椒,也少用辣子面

只要连续几天炒菜放了那种晒干的红辣椒,一般人必定会有一些反应,要么嘴唇干燥,喝多少水都不管用,要么脸上冒痘痘,要么眼睛干涩发痒,甚至腹泻。选用新鲜辣椒,尤其那种肉厚皮薄、顶端比较圆钝的辣椒,用来配菜就稍微好一些。

烹调二:新鲜辣椒经过高温烹炒,辣味会有所减轻,不容易引起上火

将新鲜辣椒去掉籽,辣椒的辣味大多在籽里,然后整条放入热锅中反复煸炒,到青椒表面炒得略微焦糊,斑驳的焦糊点如同老虎的花纹一样,就可以了。大名鼎鼎的"虎皮青椒"经过煸炒,不但辣味有所减轻,热性燥气也少了许多。

烹调三:烹饪的时候加些醋,也能缓解辣味

炒青椒的时候,趁热烹入一勺醋,能够大大中和辣味。这是因为,辣椒中的辣味是由辣椒碱产生的,而醋的主要成分是醋酸,故放醋可中和掉辣椒中的部分辣椒碱,除去大部分辣味,从而减轻对消化道的刺激。

巧吃火锅,夏季这样吃火锅更健康

寒冷的冬天,不少人喜欢与亲朋好友一起围在热气腾腾的火锅旁,大快朵颐。但众所周知,火锅不能长久吃,吃得过于频繁就容易"上火"。那么,怎样吃火锅才能更健康?

1.什么样的锅底——清水锅底最好

老北京的火锅汤底就是白水,里面加一点葱、姜、海米、香料,

怎么吃不上火

这样的汤底几乎没有热量。麻辣红汤虽然味道浓郁,但里面的油脂含量非常高。而且很多红油锅底在室温下是凝固状态的,这说明一方面油脂可能被反复使用,另一方面其中饱和脂肪的含量过多。这样的锅底,是不宜吃的。

如果喜欢吃辣,可以选择在蘸酱里加入少许辣椒油,既能吃到辣,也不会摄入过多脂肪。

2. 食材的选择——天然新鲜、种类多样、多素少肉、菌薯兼备

一般人吃火锅都是一开始就先吃肉,通常是几盘子肉吃完了,也差不多饱了,菜只是随便吃几口。这种方法很不可取,很容易摄入大量的脂肪,而蔬菜和主食少得可怜。最好的顺序是先涮薯类和蔬菜,先将胃部填充一些,再吃肉类,这样可以避免摄入太多的脂肪,有利于控制总热量。如果实在是想先吃肉,那也一定在吃肉的同时,多涮蔬菜并搭配薯类,而且蔬菜的量至少要在肉的2倍以上。

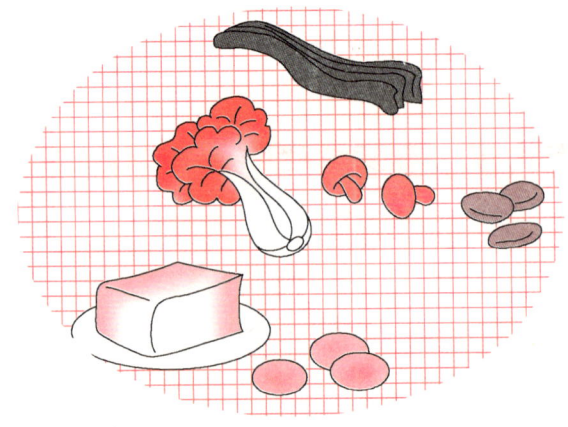

多点蔬菜、薯类、菌类、豆制品,少点肉类,而一些加工好的

第六章 巧搭配，上火食物不上火

半成品如午餐肉、火腿肠、鱼丸（纯鱼肉做成的鱼丸不在此列）等最好不点。

凉食烹调。如鸭肉、鱼虾、苦瓜、丝瓜、黄瓜、百合、绿叶菜等，可清热生津、滋阴降燥、泻火解毒，尤其适合胃热的人吃。

主食选择。因为其膳食纤维含量丰富，可预防由肠胃燥热引起的便秘。玉米或白薯就是不错的选择。此外，薏苡仁也可去燥，若辅以百合熬粥，功效更明显。

3. 吃火锅的温度——宜温不宜烫

很多人都喜欢吃火锅时"热火朝天"的感觉，喜欢刚从汤中捞出的滚烫的食物。实际上，这样吃非常危险。我们的消化道非常怕热，口腔的耐热温度是65℃，而食管黏膜的耐热温度只有45℃。过高的温度会伤害到娇嫩的口腔和食管黏膜，如果总是受到这样的高温伤害，再加上麻辣的刺激，口腔和食管可就受不了了，非常容易引发炎症、溃疡。

尤其要注意脂肪含量多的红油火锅，因为夹出来的食物外面会裹着一层油，食物内部的温度会很高，而且有这一层油的"保护"降温也会比较慢。所以，涮煮的食物不要刚从滚烫的汤中夹出来就吃，多控一控，将汤水尽量沥干，放入小盘中晾至温热不烫的时候再吃。

4. 涮煮的时间——长短有别

叶类蔬菜切忌长时间放在火锅里煮，在沸腾的锅中稍加焯烫就可夹出。煮时间过长会增加营养素的流失，也会失去蔬菜鲜嫩的口感。

肉类则要保证熟透。很多人喜欢肉质嫩滑的口感，把肉在汤里稍微烫一下还是半熟时就吃，这个习惯非常不好。半熟的肉中很可能会

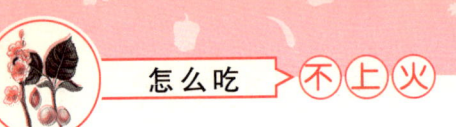

含有未被杀灭的细菌、寄生虫,引起胃肠道炎症。当然,肉煮熟也不是说在锅中一直煮着。所以不要一次放入很多的肉,吃多少放多少,随吃随涮,味道最好。

5. 蘸料的选择——酱好还是油好

火锅蘸料通常是芝麻酱或麻油,麻油是纯脂肪,热量极高,每百克达898千卡(1千卡=4184焦)。芝麻酱稍好一些,热量是每百克630千卡,而且做蘸料时一般要加不少水来稀释,单位热量会低一些。芝麻酱富含钙、钾、镁和维生素E,同时在调味时,通常还会加入酱豆腐、韭菜花这些很咸的调料,所以芝麻酱调料还要注意盐摄入过多的问题。

推荐一种调味料:用少量的芝麻酱,加少许的酱豆腐(或用鲜味酱油),搅拌均匀来做蘸料,就会比纯麻油和芝麻酱调料要好一些。

无论哪种蘸料,都不宜吃得太多,既然是蘸料,蘸一点点,起到提味的作用就可以了。

6. 火锅汤要不要喝——多喝水不喝汤

尿酸高的人不能吃火锅,其实就是因为涮煮过肉类的火锅汤中有很多嘌呤。除了嘌呤,火锅汤中的脂肪也不少,哪怕是用清水涮锅,在煮过一些肉后,也会有相当一部分脂肪溶到汤里,如果是用白汤、骨汤做锅底,本身的脂肪含量也会很高。而且涮过蔬菜的汤中还会有亚硝酸盐、草酸等成分。

所以说,火锅汤尽量少喝或不喝。如果确实喜欢喝汤,那么就在刚开始、涮煮时间比较短、涮煮材料比较少的时候喝。已经煮了一两个小时大量菜肉的汤,还是不喝为好。

第六章 巧搭配，上火食物不上火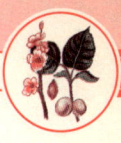

吃火锅吃辣容易引起咽喉干燥、嘴唇干裂等症状。此时，要注意补充水分。喝碗番茄蛋汤，可起到生津润燥的效果。吃辣时，喝杯酸奶或牛奶，不仅可以解辣，同时还有清热作用。此外，爱吃辣的人，餐后宜多吃酸味水果。酸味的水果含鞣酸、纤维素等物质，能刺激消化液分泌，加速肠胃蠕动，帮助吃辣的人滋阴润燥。或在吃完火锅三四十分钟后吃些水果，有利于解腻降火。比如苹果、梨、石榴、香蕉，或吃些山楂、葡萄、柚子，都有祛火的作用。

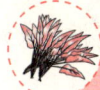 三餐搭配，"配着吃"健康不上火

中医学认为，人体若无"火"便没了生机，而人体"上火"便会消耗生机。元气足、火力壮的人衰老得慢，抵抗外邪的能力强。所以，如何不让"上火"成为消耗元气的罪魁，使身体不因阴液缺少而发生"火灾"。通过食物的偏性来改变人体内阴阳的偏颇，使推动生命功能之火旺而不过，就是我们养生的关键。

1. 早餐

早餐的选择可以是丰富多样的，你也可以发挥聪明才智做一份简单又营养的早餐。

方案1：酸奶＋菜包/肉包＋蔬菜

酸奶含丰富的乳酸菌，对人体的贡献甚至大于牛奶。但是酸奶不能早上空腹喝，最好和馒头面包等搭配吃。如果是素包如香菇菜包等，营养就比较齐全了；如果喜欢吃肉包，就应补充些蔬菜、水果，或者用蔬菜汁、水果汁代替，最好是现榨的。

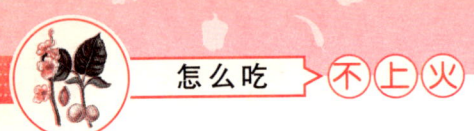

方案2：养颜八宝粥

如果有条件，可以前天晚上做好八宝粥，放入大米、红豆、花生米、枸杞子等，第二天早上热了吃，便捷又养颜。

方案3：牛奶麦片

把麦片先用开水冲好，再加入牛奶。这一搭配比较适合血糖高或有糖尿病家族史的人。

三口之家一周早餐饮食可以参照下列推荐饮食食谱，确保饮食健康不上火。

周一：牛奶3瓶（每瓶227毫升）加谷物90克，面包夹草莓酱、奶酪（面包200克，草莓酱50克，奶酪3片30克）。

周二：牛奶3瓶，花卷3个（每个50克），蛋糕3个（每个25克），梨1个（150克）。

周三：酸奶3瓶（600克），蛋饼3个（每只含鸡蛋25克、小麦粉75克），大苹果1个（150克）。

周四：牛奶3瓶加谷物90克，肉包子3个（每个50克），香蕉3根（300克）。

周五：牛奶3瓶，三明治面包3个（每个含面包片两片50克，生菜两张50克，鸡胸脯肉20克），煎饼3个（每个50克），橘子3个（150克）。

周六：大米粥（粳米100克），煎蛋3个（120克），烧麦3个（75克），菜包3个（150克），酸奶3瓶。

周日：牛奶3瓶加谷物90克，火腿肠75克，早餐面包3个（每个50克），香蕉3根（300克）。

第六章 巧搭配，上火食物不上火

温馨提示

1. 起床即吃早餐容易消化不良，一般在起床20～30分钟后再吃为佳。

2. 有早起习惯的人，早餐可安排在7时以后吃较好。

3. 不要因为赶时间就吃得太快，以免损伤消化系统。

4. 早餐以后吃的食物并不能代替早餐，所以不吃早餐全靠加餐不科学。

5. 家长的榜样很重要，只有家长带头吃营养健康的早餐，孩子才会养成良好的吃早餐习惯。

2. 午餐

中午该怎么吃？怎么吃才能健康不上火呢？这里推荐几款美食，供大家参考。

银芽炒鸡丝

【原料】鸡脯肉400克，绿豆芽200克，火腿、青椒各50克，鸡蛋清2个。味精2.5克，麻油、料酒各2.5毫升，精盐3.5克，姜汁1毫升，高汤100毫升，水淀粉100克，植物油750毫升。

【做法】鸡脯肉切成6.6厘米长的丝，放在碗内，加入料酒、蛋清、精盐、味精拌匀，再加入菱粉拌和；绿豆芽

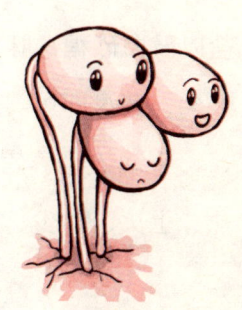

绿豆芽

择去头根，洗净待用。烧热锅放入植物油，待油烧至六成热时，将鸡丝下锅划散，熟后倒入漏勺内沥去油分。原锅内加入植物油50毫升，放入青椒丝、绿豆芽，烹入料酒、姜汁，煸炒几下，加入精盐、味精、高汤，倒入鸡丝，即用水淀粉勾芡推匀，淋入麻油，再颠翻几下，出锅装盆，撒上火腿丝即成。

【功效】清热消暑，解毒利尿，补虚健胃，强筋壮胃。

青椒炒鸭片

【原料】鸭脯肉200克。鸡蛋清40克，青椒150克，料酒15毫升，精盐4克，味精1克，白砂糖、葱白、湿淀粉（玉米）各5克，猪油（炼制）50克，麻油4毫升。

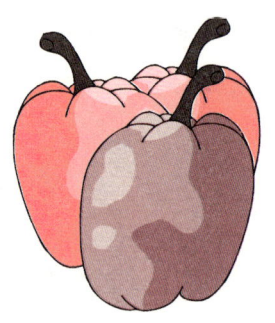

青椒

【做法】鸭脯肉切成薄片，用清水漂洗干净，沥去水分，加精盐、鸡蛋清、湿淀粉上浆；青椒去蒂、去籽，切菱形片，入沸水锅余一下，捞出，沥去水分；将锅烧热，加猪油烧至四成热，投入鸭脯肉片滑至嫩熟捞出；锅内留少许，下葱末、青椒片炒透，烹料酒，加精盐以及白砂糖、味精、白汤，用湿淀粉勾芡，倒入鸭脯肉片，淋麻油炒匀，装盘即可。

【功效】养胃，补肾，消水肿，止热痢，清虚劳之热。适合体热、上火、食少、便秘者食用。

啤酒鸭

【原料】鸭1/2只（1000克），魔芋500克，啤酒1瓶，青瓜

第六章 巧搭配，上火食物不上火

1条，青椒3个。姜、蒜、香料（八角、桂皮、草果、茴香、橘皮）、花椒粒、干辣椒、豆瓣酱、酱油、鸡精、精盐各适量。

【做法】鸭剁成块，入锅出水后捞起沥干水分。炒锅放植物油，放入花椒粒炸香，倒入豆瓣酱炒几下，再倒入鸭块翻炒。倒入整瓶啤酒，加入一碗清水。放入香料、干辣椒、姜、精盐、酱油用中火煮。煮20分钟左右放入魔芋、蒜再煮至肉酥，放入鸡精调味，最后加入青瓜条、青椒块稍煮就可以了。如果是冬天，可用电磁炉或酒精炉边吃边涮青菜。

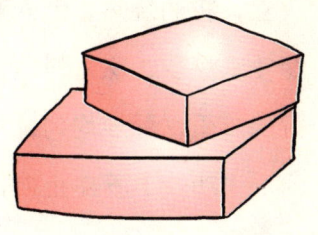

魔芋

【功效】清虚劳之热，养胃生津，特别适合夏秋食用，不上火，不易发胖。

3. 晚餐

晚餐应清淡，宜食用富含膳食纤维、低热量、易消化的食物。平民补血的快手菜——菠菜炒鸡蛋搭配酸酸甜甜的糖拌番茄，再来一碗清香宜人的青瓜粥，给炎热的夏季带来凉爽的感觉。

菠菜炒鸡蛋

【原料】菠菜300克，鸡蛋3个，盐、料酒、葱末、姜末、味精、麻油各适量。

【做法】将菠菜洗净后切段，放入开水中烫一下，捞出后用凉水浸一下待用；将鸡蛋加盐在碗中打散。炒锅置旺

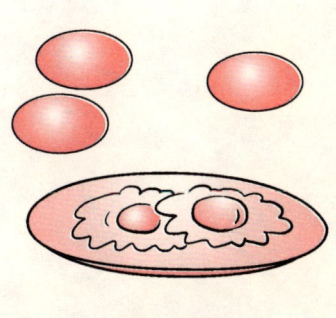

鸡 蛋

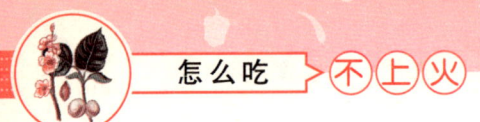

火上，将油烧热，倒入鸡蛋炒熟，盛出待用。炒锅再烧热，放油，下葱姜末爆香，烹入料酒，下菠菜、盐，煸炒至菠菜断生，然后放入炒好的鸡蛋，翻炒均匀，加味精、麻油炒匀即可。

【功效】养血止血，止渴润燥，排毒养颜。对缺铁性贫血有改善作用。

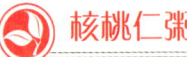核桃仁粥

【原料】核桃仁50克，粳米60克。

【做法】将粳米和核桃仁洗净，同放锅内煮成粥即可。

【功效】本粥有补肾、健脑之功效。适用于失眠、健忘、肾虚腰痛、小便余沥不净、小便有浊。健康人食用能增强记忆力，长期食用能祛病延年。

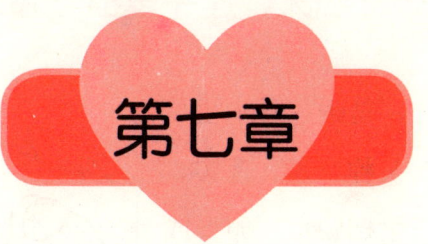

第七章

吃去心火,只选对的不选贵的

心为君主之官,心火内起,自然吃不香睡不深,怎么调治心烦失眠祛除心火呢?从心出发,从身边做起。比如赤小豆、百合、淡竹叶、白茅根、黑豆、猪心以及金银花都是调治心火上炎、解除五心烦热的上好佳食。

 怎么吃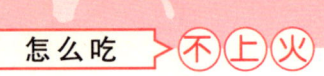

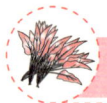 补中养神去心火，莲子重担一肩挑

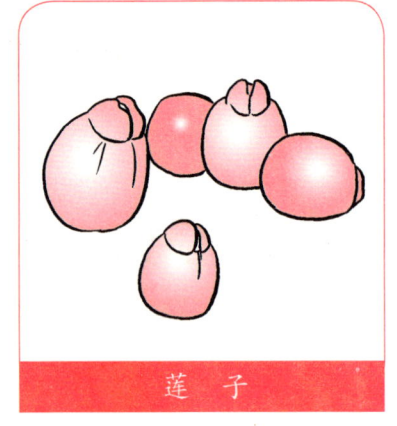

莲子

莲子为小坚果，是睡莲科水生草本植物莲的种子。又称白莲、莲实、莲米、莲肉。莲子呈椭圆形、卵形或卵圆形，其大小因品种而异，一般千粒重1100～1400克，幼果期果皮绿色，革质，后由绿转褐色，成熟时呈棕褐色、灰褐色和黑褐色。质硬，种皮薄，不易剥离。研究显示，莲子中所含的棉子糖，是老少皆宜的滋补品，对于久病、产后或老年体虚者，更是常用营养佳品；莲子碱有平抑性欲的作用，服食莲子有良好的止遗涩精作用。

中医学认为，莲子鲜者味甘、涩，性平，无毒；干者味甘、涩，性温，无毒，归心、肾、脾经。具有清心醒脾、补脾止泻、养心安神、补中养神、健脾补胃、止泻固精、益肾涩精、止带之功效。带心莲子能清心火，祛除雀斑，然不可久煎。对于莲子在养心安神、健脑益智、消除疲劳等方面的药用价值，历代医药典籍多有记载。比如在《神农本草》《本草拾遗》《本草纲目》《本草备要》中都有据可查，可用于祛除心火、脾虚久泻、大便溏泄、久痢、腰痛等症。

第七章 吃去心火，只选对的不选贵的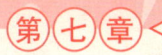

降火食方

🌿 山楂莲子粥

【原料】山楂肉、粳米各50克，大枣、莲子各30克。

【做法】将山楂肉、大枣、莲子放入陶罐内，注入清水，煮至莲子熟烂后，放入粳米，待成粥后，即可食用。

【功效】本粥有温补生津的作用。对于养心、去心火有很好的疗效，同时还可适用于高脂血症、动脉硬化症、脑梗死、冠心病等。

🌿 莲子枸杞羹

【原料】莲子250克，枸杞子30克，白糖适量。

【做法】将莲子用开水浸泡后剥去外皮及莲心，枸杞子用冷水洗干净待用，锅内加清水，放入莲子、枸杞子煮至熟烂加白糖调味即可。

【功效】本方具有补肝肾、养心血、明目安神的功效，可用于肝、脾两虚所致之头晕眼花、食欲不佳、贫血等症。

🌿 银耳莲子羹

【原料】莲子50克，银耳30克，冰糖100克，红枣5枚。

【做法】先将莲子、银耳分别用清水泡发，捞起。再把莲子、银耳放入碗中，加清水适量，30分钟后加冰糖、红枣入蒸笼用大火蒸1小时即可。

【功效】本品美味可口，有润肺养胃、益心安神之功效，适用于

心火过盛者。

莲心饮

【原料】莲子心2~3克。

【做法】取莲子心用开水冲泡10~15分钟，即可代茶饮服。

【功效】清心，去热，涩精。常饮莲心茶可治疗老年心烦失眠等慢性病，对治疗青少年心火亢盛等症，也有理想的疗效。

莲心绿豆粥

【原料】莲子心15克，绿豆50克，大米100克，蜂蜜30克。

【做法】将绿豆、大米洗净；莲子心洗净，备用。锅内加水适量，放入绿豆、大米、莲子心煮粥，熟后调入蜂蜜即成。

【功效】莲子心有升清降逆、益肾固精等功效。绿豆性寒味甘，有清热解毒、利尿消肿等功效，可用于治疗清心、小便赤热诸症。

莲心清火汤

【原料】玄参、生地黄各15克，丹参10克，山药、芡实、麦冬各30克，莲子心6克，北五味2克，天冬3克。

【做法】将以上各味水煎服。

【功效】清热泻火，生津润燥，健脾益肾，清心安神。此汤可调治心气素虚，心包之火大动之，梦遗，阳痿不振，易举易泄，日日梦遗，面黄体瘦，自汗夜热等症。

第七章 吃去心火,只选对的不选贵的

莲子大米粥

【原料】莲子心、大米各30克。

【做法】将莲子心洗净晾干,研成粉末,与淘洗干净的大米一同放入锅中,加水,用小火熬煮成粥,空腹食用。

【功效】本品可起到健脾益气、宁神益智、补精益气等功效,适用于失眠、心悸、乏力、心神不宁、心脾气虚等症。

莲肉糕

【原料】莲子肉、糯米(或大米)各200克,茯苓100克(去皮),白糖适量。

【做法】将莲子肉、糯米炒香,与茯苓共研为细末,加白糖一同拌匀,加水使之成泥状,蒸熟,待冷后压平切块即成。

【功效】茯苓与莲子肉、糯米同蒸糕食,不仅可以降心火,还能补脾益胃。除了降心火之外,还可以用于脾胃虚弱、饮食不化、大便稀溏等。

莲子红枣汤

【原料】莲藕300克,红枣200克,莲子100克。

【做法】将莲藕去皮切块,洗净沥干;红枣、莲子用水浸泡至软后捞起;将莲藕块和红枣、莲子加冰糖和适量水煮1个半小时,至食材软透。

【功效】本汤不仅可以清热降心火,还可补血润肤,是长期疲劳

过度、消耗精神的药补食品。

莲子百合麦冬汤

【原料】莲子（带心）15克，百合30克，麦冬12克。

【做法】将以上食材洗净，加水煎服。

【功效】带心莲子清心宁神，百合、麦冬亦有清心宁神之效。可补心阴不足，用于病后余热未尽、心烦口干、心悸不眠等。

红枣银耳莲子汤

【原料】红枣、莲子各100克，白木耳50克，红糖适量。

【做法】将红枣、白木耳、莲子洗净后泡水。锅中加适量的水，放入3种材料，煮熟后，加红糖调味。

【功效】本汤不仅降心火，还具有滋养补虚、止遗涩精之功效，可调治遗精等症，对于久病、产后或老年体虚者，更是常用营养佳品。

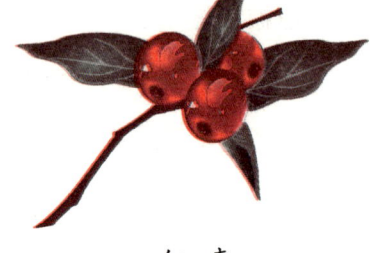

红枣

百合莲子羹

【原料】莲子、冰糖各100克，干银耳15克，鲜百合120克，香蕉2根，枸杞子5克。

【做法】干银耳泡水2小时，拣去老蒂及杂质后撕成小朵，加水4杯入蒸笼蒸30分钟取出备用。新鲜百合掰开洗净去老蒂，香蕉洗净

第七章 吃去心火，只选对的不选贵的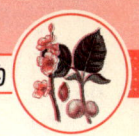

去皮，切为0.3厘米片。将所有材料放入炖盅中，加调味料入蒸笼蒸半个小时即可。

【功效】此羹可补中益气，安心神，可用于降火去心热，同时还可作为病后身体恢复调补之用。

蜜汁红莲

【原料】莲子、红枣各50克，银耳100克，白糖、猪板油各适量。

【做法】将莲子与红枣先用中火炖1小时，再加入白糖、猪板油，文火焖至汁干食用。配上银耳可调制成莲子银耳汤。此外，配上人参和适量冰糖隔水蒸炖，为莲肉人参汤；配上桂圆再加红枣、糯米共煮，可熬成莲子桂圆汤。

【功效】本品除了清心火之外，还可以润心肺、止咳、补五脏、治虚损的功效。

木瓜莲子百合汤

【原料】木瓜、莲子、百合、银耳、红枣各50克，牛奶、冰糖、薄荷叶各适量。

【做法】将原料洗净切小块，莲子泡发蒸熟，银耳泡发撕小块。将原料放入开水中煮30分钟，放入牛奶和木瓜，最后放入百合即可，装入汤盘用薄荷叶点缀。

【功效】本汤可降心火、去内热、安心神，对病后体虚的人也有良好的滋补作用。

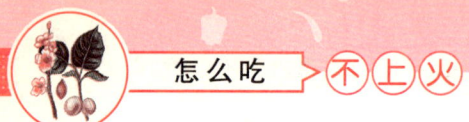

食用禁忌

除了变黄发霉变质的莲子不要食用之外，下面三类人食用莲子要注意：

1. 淋证患者忌食莲子

中医学认为，淋证小便涩滞不畅，忌食收涩性的食物。秋季的干果莲子具有收敛涩固的作用，如果淋证患者食用莲子，可加重病情。所以，秋季，淋证患者忌食莲子。

2. 血压过低者忌食莲子

中医学认为，秋季干果莲子，含有的生物碱具有明显的降压作用，如果血压过低的患者食用莲子，则会加重病情。所以秋季血压过低者忌食莲子。

3. 大便秘结患者忌食莲子

中医学认为，大便秘结应润下通肠，忌收涩固肠。秋季的干果莲子，其收涩作用较强，如果大便秘结患者食用莲子，会使病情加重。所以，《本草备要》特别提出"大便燥者勿服"。

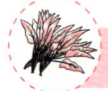常吃赤小豆解热毒，小便"尿得出"

赤小豆又名饭赤豆、红小豆，以粒紧、色紫、赤者为佳，煮汁食之通利力强，消肿通乳作用甚效。但久食则令人黑瘦结燥。

中医学认为，赤小豆味甘、酸，性平，无毒。归心、小肠、肾、膀

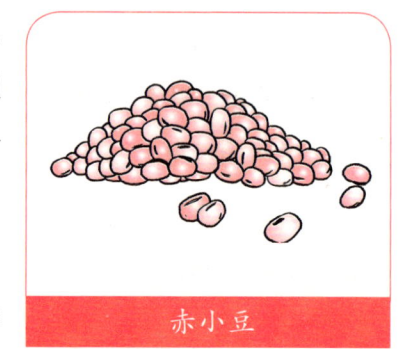

赤小豆

第七章 吃去心火，只选对的不选贵的

胱经。具有除热毒、散恶血、消胀满等功效，可用于风湿热痹、烦热、干渴、水肿胀满、黄疸尿赤等症。

降火食方

 赤小豆粥

【原料】赤小豆50克，粳米100克。

【做法】先将赤小豆煮沸，再下粳米共煮为粥，服时加少许红糖，每日2次，早、晚服用。

【功效】利水，渗湿，补中、益气。适用于体形肥胖、心脏病、肾病和水肿患者。

赤小豆茅根汤

【原料】赤小豆100克，白茅根50克。

【做法】先将赤小豆用温水浸泡2小时；白茅根洗净后切段，用纱布包起来，同淘洗净的赤小豆一同放入沙锅，加适量水煮，直到豆熟烂，拣去白茅根即可。

【功效】可清心热、利水消肿、凉血止血，清热解毒。

 冬瓜赤豆汤

【原料】冬瓜500克，赤小豆40克。

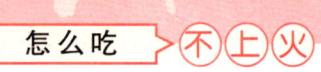

【做法】将冬瓜、赤小豆加水两碗煮沸，用小火煨20分钟即可。不加盐或少加盐，日服2次，食瓜喝汤。

【功效】具有解热毒、利小便、消水肿、安心神之功效。

赤小豆汤

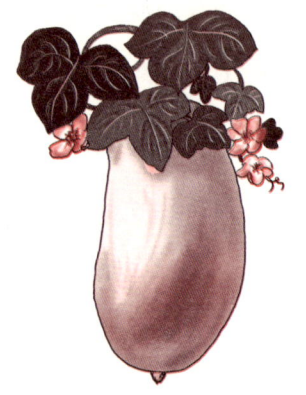

冬 瓜

【原料】赤小豆50~100克。

【做法】将赤小豆淘洗干净，倒入沙锅后加水浸泡2~3小时，再用慢火熬煮到豆酥汤稠就可以了。

【功效】此汤可清心热、除湿消肿、运脾利水。

食用禁忌

1. 阴虚而无湿热者及小便清长者忌食。

2. 中药另有一种红黑豆，系广东产的相思子，特点是半粒红半粒黑，请注意鉴别，切勿误用此种。

百合祛除"内火"，养阴清热除心烦

百合，百合科，属多年生草本球根植物，主要分布在亚洲东部、欧洲、北美洲等北半球温带地区。我国是其最主要的起源地，原产50多种。现代医学研究认为，百合除含有蛋白质、脂肪、还原糖、淀粉及钙、磷、铁、B族维生素、维生素C等营养素

第七章 吃去心火，只选对的不选贵的

外，还含有一些特殊的营养成分，如秋水仙碱等多种生物碱。这些成分综合作用于人体，不仅具有良好的营养滋补之功，而且还对秋季气候干燥而引起的多种季节性疾病有一定的防治作用。

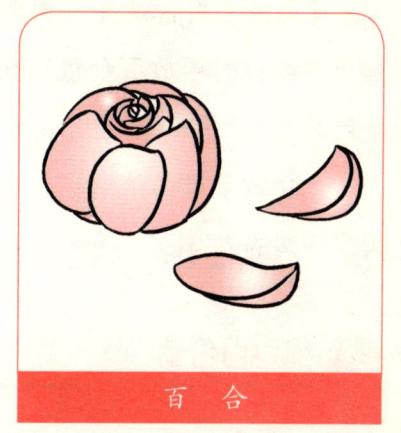

百合

中医学认为，百合味甘微苦，性平，归心、肺经，具有清火、润肺、安神、止咳的功效，对病后虚弱的人非常有益。用于阴虚久咳、痰中带血、虚烦惊悸、失眠多梦及肺阴虚的燥热咳嗽，其根、花、子均可入药，是一种药食兼用的花卉。

根：味甘，性平，无毒，主治邪气心痛腹胀，利大小便，补中益气。除水肿颅胀、胸腹间积热胀满、全身疼痛，也可治百合病，温肺止嗽。

花：将百合花晒干研末，和入菜油，可治疗小儿湿疮，效果很好。

子：加酒炒至微红，研末汤服，可养阴清热，滋补精血。适用于肺结核低热、盗汗、消瘦等症。

百合为药食两用食品，可蒸食、煮粥、做汤，或入丸、散。

降火食方

 百合银花粥

【原料】百合50克，金银花10克，粳米100克，白糖适量。

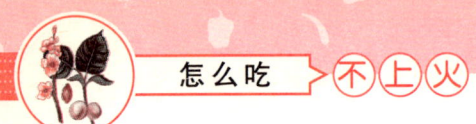

【做法】百合洗净；再取金银花焙干为末备用。将粳米淘净，煮至粥浓稠时再放百合煮10分钟，起锅前放入药末及适量白糖即可食用。

【功效】可清热消炎、生津解渴。适合于咽喉肿痛，易于"内火"旺盛的人群。

绿豆百合粥

【原料】绿豆100克，粳米适量，百合50克，冰糖或白糖适量。

【做法】绿豆、粳米加水适量煮熟，再加入洗净的鲜百合略煮片刻即可。在食用之前，加入白糖或者冰糖调味。

【功效】本品可清热解毒、利水消肿。适用于咽喉干咳、热病后余热未尽、烦躁失眠等症的治疗。

密汁百合

【原料】百合60克，蜂蜜30克。

【做法】百合、蜂蜜放碗内拌匀，隔水蒸熟。

【功效】本品具有滋润心肺、润肠通便之功效，百合、蜂蜜两者同用还适于秋冬肺燥咳嗽咽干、肺结核咳嗽、痰中带血、老年人慢性支气管炎干咳及大便燥结等症。

百合金菊茶

【原料】干百合2片，菊花3朵，绿茶1克，金银花、薄荷各0.5克。

【做法】将以上所有原料混合后用沸水冲泡5分钟。代茶饮,每日1剂。

【功效】本品可调心清热、利咽消肿,适用于内热、咽喉肿痛等。

百合粥

【原料】百合50克,粳米60克,冰糖适量。

【做法】先将百合与米分别淘洗干净,放入锅内,加水,用小火煨煮。等百合与粳米熟烂时,加冰糖即可。

【功效】本品具有滋阴润肺、清热解毒之功效。对中老年人及病后身体虚弱而有心烦失眠、低热易怒者尤为适宜。

百合洋参茶

【原料】干百合5片,枸杞子3克,西洋参、竹叶各1克。

【做法】将原料混合后用沸水冲泡10分钟即可。

【功效】本品具有清热润肺、养心安神之功效。

冰糖炖百合

【原料】百合、冰糖各60克,款冬花15克。

【做法】将百合洗净后,一瓣瓣撕开,与款冬花一同放入沙锅内,加水适量。文火炖,快熟时,加入冰糖,炖至百合熟烂时即可。

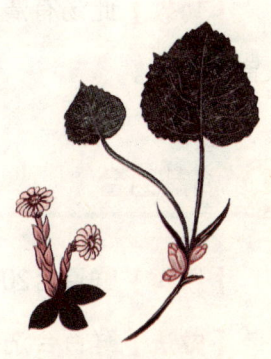

款冬花

【功效】本品具有润燥清火、清心养肺的功效，适用于心烦口渴、肺燥干咳等症。

百合炒里脊

【原料】百合、里脊片各50克，精盐、蛋清、湿淀粉、植物油、鸡精各适量。

【做法】百合、里脊片用精盐、蛋清、湿淀粉拌和，同入油锅翻炒至熟，加入鸡精调味即成。

【功效】此菜具有补益五脏、养阴清热的作用。适用于胃口不开、食欲下降者。

百合冬瓜汤

【原料】百合50克，鲜冬瓜400克，鸡蛋1只，植物油、精盐各适量。

【做法】将百合洗净撕片，冬瓜切薄片，加水煮沸后，倒入鸡蛋清，酌加油、精盐拌匀熬汤，至汤呈乳白色时即可。

【功效】此汤有清凉、祛热、解暑的功效，是暑季食疗佳肴，常人皆可食之。

清蒸百合

【原料】鲜百合200克。

【做法】鲜百合洗净，蒸熟。

第七章 吃去心火，只选对的不选贵的

【功效】本品具有益气养阴、降火安神之功效，适合肝炎、胃病、贫血、体虚等症。

百合莲子粥

【原料】净百合30克，莲子25克，糯米100克，红糖适量。

【做法】将百合、莲子、糯米加红糖，一起煮粥。

【功效】本品可补心安神、养胃缓痛。适用于治疗脾胃虚弱的胃脘痛、心脾虚或心阴不足的心烦不眠症。

百合地黄汤

【原料】百合60克，生地黄30克。

【做法】将百合、生地黄加水煎汤服。

【功效】本汤具有润养心肺、凉血清热、安心益志之功效，可用于精神恍惚、虚烦不安、口苦、小便赤、脉微。

食用禁忌

1. 百合虽能补气，亦伤肺气，不宜多食。
2. 风寒咳嗽、虚寒出血、脾胃不佳者忌食。
3. 百合烂心或霉变时忌食。
4. 腹泻便溏者忌食。

 怎么吃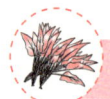

常喝淡竹叶汤，祛除心火保安康

淡竹叶，又称碎骨子、山鸡米、金鸡米、迷身草。生于山坡林下及沟边阴湿处。多年生草本，高40～90厘米。根状茎粗短，坚硬。须根稀疏，其近顶端或中部常肥厚成纺锤状的块根。入药为禾本科多年生草本植物淡竹叶的干燥茎叶。

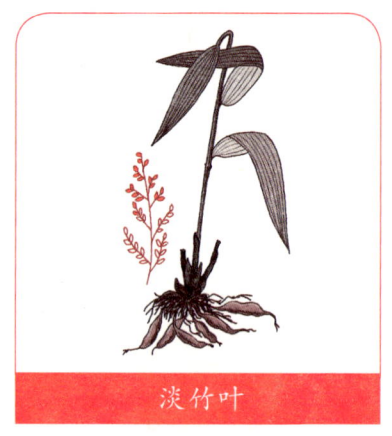

淡竹叶

中医学认为，淡竹叶味甘、淡，性凉，无毒。归心、肾、胃、小肠经。具有清热泻火、除烦、甘淡渗利、性寒清降、利尿通淋之功效，主治胸中积热、热毒风、热狂烦闷、咳逆上气、吐血、除热缓脾等症。临床作用于治热病烦渴。本品味甘性寒，主归心经。能清心火以除烦，归胃经而泻胃火以止渴。用治热病伤津，心烦口渴；治口疮尿赤、热淋涩痛。本品性寒能清泻心胃实火，甘淡能渗湿利尿。用治心、胃火盛，口舌生疮及移热小肠热淋涩痛，可配伍滑石、白茅根、灯芯草等。

降火食方

 竹叶茯苓汤

【原料】淡竹叶7片，黄芩、知母、麦冬各3克，茯苓6克。

【做法】将以上诸味水煎服。

第七章 吃去心火，只选对的不选贵的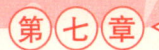

【功效】清心泻热，用于调治气阴两虚，心烦喘闷者。

四叶一枝汤

【原料】淡竹叶、大青叶、埔姜叶、金银花叶各10克，一枝香6克。

【做法】将以上材料水煎（或开水泡）当茶饮。

【功效】本品可清热防暑，调治心热烦闷。

淡竹叶汤

【原料】淡竹叶10～15克。

【做法】将淡竹叶水煎服。

【功效】清热除烦，利尿通淋。用治发热、心烦、口渴。

竹叶姜膏汤

【原料】淡竹叶50克，生姜5克，食盐2克，生石膏30克。

【做法】将以上材料水煎，药液频频含咽。

【功效】清热泻火，除烦止泻。用治心热牙痛、牙龈溃烂。

竹叶金银汤

【原料】淡竹叶、茅根、金银花各15克。

【做法】将以上材料水煎服，每日1剂。

【功效】清热解毒，除烦，用治热病口渴、心烦不安、口糜舌疮。

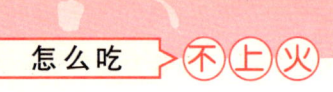

竹叶麦冬汤

【原料】淡竹叶30克,麦冬15克,蜂蜜适量。

【做法】将淡竹叶、麦冬用水煎,冲蜂蜜服,每日2~3次。

【功效】养阴清热,润肺止咳,用治心热咳嗽。

竹叶乌豆汤

【原料】淡竹叶、灯芯草、麦冬各6克,乌豆15克,竹心20条,柿饼1块。

【做法】将以上材料水煎服。

【功效】本品可去心火,还能调治小儿发热、惊风。

竹叶石膏汤

【原料】竹叶12克,半夏(洗)7.5克,麦冬(去心)12克,甘草(炙)、人参各6克,石膏(碎)48克,粳米10克。

【做法】将上药用水2000毫升煎煮,取汁1200毫升,去渣,入粳米再煎至米熟,每次温服200毫升,每日3次。

【功效】清热生津,益气和胃。主治温病、暑病、伤寒之后,余热未清,气精两伤证。主要表现为身热多汗,心胸烦闷,气逆欲呕,口干喜饮,或虚烦不寐,舌红苔少,脉细数。

竹叶连枣汤

【原料】淡竹叶10克,黄连4枚,大枣(去皮核)20枚,栀子

第七章 吃去心火,只选对的不选贵的

7枚,车前草10克。

【做法】 上5味以水4000毫升,煮取1000毫升以洗眼,每日6~7遍。

【功效】 本品清心热、除烦闷、利尿消肿,忌猪肉。

食用禁忌

1. 孕妇忌服。
2. 肾亏尿频者忌服。
3. 不宜久煎,入食以鲜品为佳,煮粥时宜稀薄,不宜稠厚。
4. 无实火、湿热者慎服,体虚有寒者禁服。

白茅根,清热止血的"卫士"

白茅根,又名茅根、兰根、茹根,为禾本科植物白茅的根茎。白茅多年生草本,生于路旁向阳干草地或山坡上,分布于东北、华东、中南、西南及陕西、甘肃等地。春、秋季采挖,除去地上部分和鳞片状的叶鞘,洗净,鲜用或扎把晒干。据《本草图经》载:"茅根,今处处有之。春生芽,布地如针,俗间谓之茅针,亦可啖,甚益小儿。夏生白花,茸茸然,至秋而枯,其根至洁白,亦甚甘美,六月采根用。"

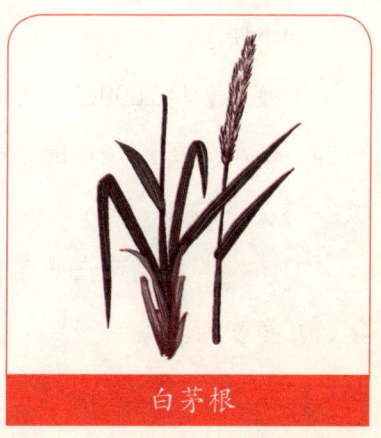

白茅根

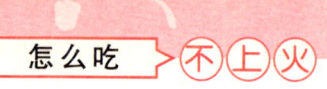 怎么吃不上火

中医学认为,白茅根味甘,性寒;归心、肺、胃、膀胱经;性缓入血,具有凉血止血、清热生津、利尿通淋的功效。主治血热吐血、尿血、热病烦渴、胃热呕逆、肺热喘咳等症。但要注意脾胃虚寒、溲多不渴者禁服。对此,《本草纲目》载:"止吐衄诸血,伤寒哕逆,肺热喘急,水肿,黄疸,解酒毒。"《名医别录》也有云:"下五淋,除客热在肠胃,止渴,坚筋,妇人崩中。"热病津伤口渴,轻者可单用鲜品煎汤代茶饮,重者可配鲜石斛、天花粉、芦根等,以增强清热生津止渴之功。热结膀胱,小便淋沥涩痛者,可与生石韦、冬葵子、滑石等配伍。

降火食方

 茅根甘蔗茶

【原料】鲜白茅根50克,甘蔗(切段)500克,胡萝卜1根(去皮,切小块)。

【做法】将1000毫升水煮沸后,放入上述3种材料,大火再煮20分钟,转小火煲1~2小时,去渣,即可饮用。每次饮200毫升,每日饮2~3次。

【功效】本品可清热解毒、生津止渴、泻火安心,尤宜于青壮年、儿童饮用。

 茅根银花茶

【原料】鲜白茅根40克,金银花20克。

【做法】在锅内加水1000毫升,放入两药煮沸,去渣,再加冰

糖20克，调味即成，每日1剂，频饮。

【功效】本品可清热解毒、清咽利喉，还对病毒性感冒、急慢性扁桃体炎、牙周炎等有良效。

茅根丹皮茶

【原料】鲜白茅根30克，丹皮、防风各10克。

【做法】将以上材料放入锅中，加水500毫升，煮沸，去渣即成。每日1剂，分两次于早、晚餐前饮用。

【功效】本品可清热凉血，增强机体抗病能力，预防感冒。

茅根藕节茶

【原料】鲜白茅根30克，藕节15克。

【做法】将以上材料放入锅内，加水500毫升，煎沸后去渣，代茶常饮。

【功效】本品有清热凉血、止血的功效，可预防和治疗因上火所致的鼻出血。

茅根荸荠茶

【原料】荸荠、鲜白茅根各50克，白糖适量。

【做法】荸荠洗净切碎，与鲜白茅根一同放入500毫升开水中，煮20分钟，去渣，加白糖适量即成。每日1剂，分两次饮用。

【功效】本品可清热化痰、生津止渴、潜阳利尿，对心火引起的头晕、咳嗽、口渴、尿黄有良效。

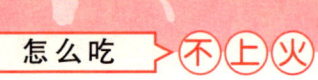

茅根葛根饮

【原料】鲜白茅根100克，葛根30克。

【做法】将以上材料用水煎当茶饮。

【功效】清热降火，可用于高热后口渴多饮。

茅根桑皮饮

【原料】鲜白茅根、桑白皮各30克。

【做法】将以上材料用水煎，分2次服。

【功效】清心火，去内热，用于调治热喘。

茅根车前饮

【原料】鲜白茅根90克，车前草30克。

【做法】将以上材料用水煎服。

【功效】清心火，去内热，用于小便热淋。

 食用禁忌

1. 白茅根虽可"灭火"，但其性寒伤阳气，不宜久用，也不宜大量服用。

2. 茅根性寒，故脾胃虚寒、腹泻便溏者忌用。

第七章 吃去心火，只选对的不选贵的

黑豆酒汤巧着啖，防病又强身

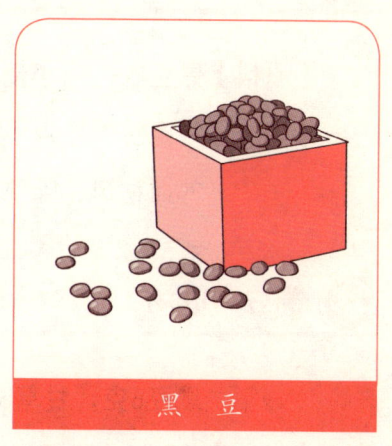
黑豆

黑豆为豆科，又名橹豆、料豆、零乌豆，民间多称黑小豆和马科豆，向有"豆中之王"的美称。黑豆为豆科草本植物大豆的黑色种子，具有高蛋白、低热量的特性，营养价值很高。研究显示，黑豆中蛋白质含量高达36%～40%，相当于肉类的2倍、鸡蛋的3倍、牛奶的12倍；黑豆含有18种氨基酸，特别是人体必需的8种氨基酸；黑豆还含有19种油酸，其不饱和脂肪酸含量达80%，吸收率高达95%以上，除能满足人体对脂肪的需要外，还有降低血中胆固醇的作用。

中医学认为，黑豆味甘，性平，无毒，有活血、利水、祛风、清热解毒、滋养健血、补虚乌发的功效。《本草纲目》载："黑豆入肾功多，故能制风热而活血解毒。"临床多用于润肺燥热、制风热而止盗汗等。

黑豆全国各地均有栽培，因其品种、气候、土质的不同，品质也存在着一定差异，以色黑、光者为佳。黑豆的吃法也有很多种，磨面可蒸成馒头；煮熟可做凉拌菜；炒熟可做零食小吃；做豆浆可做饮料；生芽可做蔬菜，既增加维生素的含量，蛋白质和脂肪也更利于消化。黑豆虽系营养保健佳品，但一定要煮熟了吃。

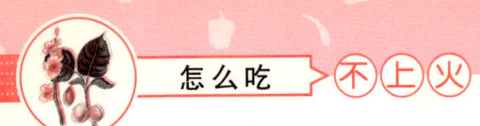

降火食方

黑豆浮麦汤

【原料】黑豆衣、浮小麦各15克。

【做法】将黑豆衣、浮小麦用水煎服。

【功效】养血祛风，除热，止汗。用治心火所致的阴虚盗汗。

黑豆草叶汤

【原料】黑豆6克，甘草3克，灯芯草2克，淡竹叶1片。

【做法】将以上材料用水煎服。

【功效】清心火，利小便，解毒。用治小儿胎热。

胆黑豆

【原料】黑豆、牛胆汁各适量。

【做法】将黑豆放入牛胆汁中（浸渍），以满为度，悬挂于阴凉处，取豆吞服至尽。每次5～10克，温开水送下。

【功效】本品能清热安心，用于消渴、阴虚火盛、烦渴多饮、大便干结。

豆淋酒

【原料】黑豆250克，黄酒500毫升。

【做法】黑豆炒熟，趁热用黄酒浸泡数日，每次服20～30毫升。

第七章 吃去心火，只选对的不选贵的

【功效】本品具有补益肾阴、以制亢盛之阳之功效，趁热以黄酒浸泡，其药力尤强。用于心火所致的虚烦发热、阴虚阳亢、虚风上扰、眩晕头痛等。

黑豆乌鸡汤

【原料】黑豆150克，何首乌100克，乌鸡1只，红枣10枚，生姜5克，精盐适量。

【做法】将乌鸡宰杀去毛及内脏，洗净备用。黑豆放入铁锅中干炒至豆衣裂开，再用清水洗净，晾干备用。何首乌、红枣、生姜分别洗净，红枣去核，生姜刮皮切片，备用。加清水适量于锅，用猛火烧沸，放入黑豆、何首乌、乌鸡、红枣和生姜，改用中火继续煲约3小时，加入精盐适量，汤即成。

【功效】本汤有滋补肝肾、活血补血、丰肌泽肤等功效，可用于益气生津、养阴退热、养心健脾。

黑豆汤

【原料】黑豆250克。

【做法】黑豆加水适量，以小火久煎至汤液浓稠，饮服。

【功效】本汤具有调中下气之功，可清心火、去心热，可用于心火所致的烦闷、心悸、神志恍惚者。

黑豆消肿散

【原料】黑豆250克。

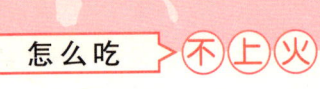

【做法】黑豆加水煮至水尽皮干,研为细末。每次6克,米饭送服。

【功效】本品具有补脾利湿之功效,可用于心脾虚火所致的水肿、小便不利、体倦乏力。

黑豆甘草汤

【原料】黑豆30克,甘草10克。

【做法】将以上加水煎汤服。

【功效】本品具有清热解毒之功效,可以用于降火,清除小儿胎热。

黑豆鸡爪汤

【原料】黑豆100克,鸡爪250克,精盐适量。

【做法】将黑豆拣去杂质,用清水浸泡30分钟,备用;鸡爪洗净,放入沸水锅中烫透;锅中加水,将鸡爪、黑豆放入,先用大火煮沸,撇去浮沫,再改用小火煮至肉、豆烂熟,加精盐调味即可。

【功效】本汤清心火,适用于中年人心火亢盛。

黑豆排骨汤

【原料】排骨1000克,胡萝卜1根,牛蒡1/2根,黑豆30克,巴戟天15克,精盐适量。

【做法】先将胡萝卜和牛蒡削去外皮后切成滚刀块备用;再将排骨洗干净后,放入滚水中汆烫,再捞起沥干水分备用;起一干锅,放入黑豆炒至表皮微微裂开且香味飘出,加入水,再加入牛蒡、胡萝卜、巴戟天、排骨和6碗水以大火煮沸后，转小火继续煮约40分钟，再加入精盐滚煮一下即可。

【功效】本汤清热去心火，尤其适用于中老年人祛火滋阴之用。

食用禁忌

1. 小儿不宜多食。

2. 黑大豆炒熟后，热性大，多食者易上火，故不宜多食。黑豆叶可治血淋，种皮养血疏风。

猪心是个宝，常吃无病身体好

猪心，营养十分丰富，含有蛋白质、脂肪、钙、磷、铁、维生素B_1、维生素B_2、维生素C以及烟酸等，这对加强心肌营养、增强心肌收缩力有很大的作用。

《千金·食治》认为，猪心"平，无毒"，"入心经"，可治自汗、惊悸、怔忡、不眠。中医有以脏补脏、以心补心之说，猪心能补心，治疗心悸、心跳、怔忡。临床有关资料说明，许多心脏疾患与心肌的活动力正常与否有着密切的关系，因此，

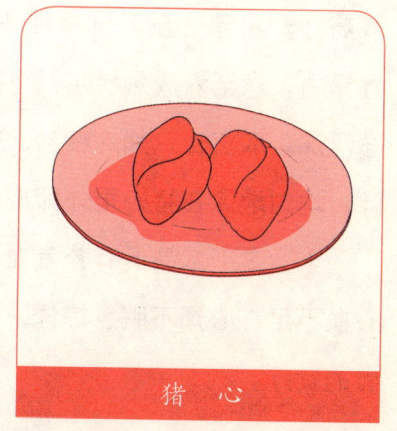

猪心

猪心虽不能完全改善心脏器质性病变，但可以增强心肌营养，有利于功能性或神经性心脏疾病的痊愈。所以，猪血适宜心虚多汗、自汗、惊悸恍惚、失眠多梦之人食用。

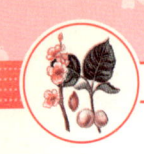

怎么吃 不上火

降火食方

参归猪心汤

【原料】猪心1个，人参、当归各100克。

【做法】猪心剖开洗净，用人参、当归各100克，塞入猪心中煮熟。弃人参、当归，只吃猪心。

【功效】本品清心火、去内热，用于治心虚多汗不眠者。

灵芝猪心

【原料】灵芝15克，猪心500克，卤汁、料酒、精盐、味精、白糖、葱段、姜片、花椒、麻油各适量。

【做法】将灵芝去杂洗净，煎煮滤取药汁。将猪心剖开洗净血水，与灵芝药汁、葱段、姜片、花椒同置锅内，煮至六成熟捞起；将猪心放卤汁锅内，用小火煮熟捞起，揩净浮沫。取卤汁，加入精盐、味精、白糖、料酒、麻油，加热收成浓汁，均匀地涂在猪心里外即成。佐餐食用。

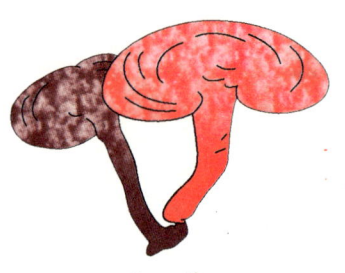

灵 芝

【功效】本品具有补气血、养心安神之功效。适用于病体虚弱、心血不足、心烦不眠、惊悸、冠心病等症，亦可作为白细胞减少症患者的食疗。

玉竹猪心

【原料】玉竹50克，猪心500克，生姜、葱、花椒、精盐、白

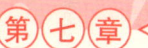 

糖、味精、麻油各适量。

【做法】将玉竹洗净，切成节，用水稍润，煎熬2次，收取药液800毫升。将猪心剖开，洗净血水，与药液、生姜、葱、花椒同置锅内用中火煮到猪心六成熟时，捞出晾凉；将猪心放在锅内，用小火煮熟捞起，揩净浮沫。在锅内加卤汁适量，放入精盐、白糖、味精和麻油，加热成浓汁，将其均匀地涂在猪心里外即成。每日2次，佐餐食用。

【功效】本品具有安神宁心、养阴生津之功效。适宜冠心病、心律不齐以及热病伤阴的干咳烦渴者。

西洋参莲子猪心汤

【原料】猪心1个，桂圆肉七八颗，莲子100克，西洋参片10克，猪瘦肉适量。

【做法】切开猪心后洗净，切大块，猪瘦肉适量切大块。在滚水中将猪心和瘦肉烫一下，再洗净血沫，沥干水备用。桂圆肉用温水泡软。锅中入清水到一半高度，入莲子、西洋参片，然后把桂圆肉、猪肉、猪心倒入。开火，水滚后保持大火煲30分钟，然后调成小火再煲3.5小时。吃之前入适量精盐及白胡椒面调味。

【功效】此汤可以清肺去心火，对于缓解压力很有效。

莲子猪心汤

【原料】猪心100克，莲子50克，枣（干）、桂圆、葱、麻油、植物油、姜各适量，酱油5毫升，精盐2克，味精1克。

【做法】将猪心剖开洗净，除去血管内的积血，切成小块，莲子

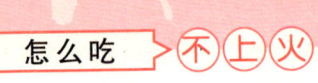 怎么吃不上火

去心，红枣、桂圆洗净；将锅里放植物油烧热，将葱、姜爆香，加酱油、精盐及清水，放入猪心、莲子、桂圆肉、红枣，大火烧沸，小火煮至莲子酥软。出锅前放入味精、麻油。

【功效】本汤具有补益心脾、养血安神之功效。适宜于工作劳神过度、考试精神压力过大等导致的虚烦心悸、睡眠不安、健忘等情况。

【注意】感冒发热不宜食本汤。

青椒炒猪心

【原料】青椒、猪心各1个，盐、酱油、植物油、味精、糖、酒、淀粉、姜片、白胡椒粉、麻油、蒜末各适量。

【做法】青椒洗净，去蒂、去籽，切成块状；猪心洗净对半剖开，再切成薄片，放入碗内。然后加适量盐、酱油、糖、酒、淀粉、水拌匀腌一下待用；适量淀粉入碗内，加适量水，做成水淀粉待用（稍稀一些）。锅上火加热，加入适量油，油略热，加入青椒块煸炒，片刻后盛出；余油加入姜片、蒜末爆香；加入腌过的猪心煸炒；猪心变色后，加入青椒块一起煸炒；加入味精适量，淋上水淀粉，收汁，撒上适量白胡椒粉，淋上麻油即可。

【功效】本品具有养心气、益心血之功效，可用于滋阴清火。

食用禁忌

1. 猪心胆固醇含量偏高，血胆固醇高患者忌食。

2. 不与吴茱萸同食。

3. 猪心通常有股异味，如果处理不好，菜肴的味道就会大打折

扣。可在买回猪心后，立即在少量面粉中"滚"一下，放置1小时左右，然后再用清水洗净，这样烹炒出来的猪心味美纯正。

疏风解表除烦躁，金银花是良药

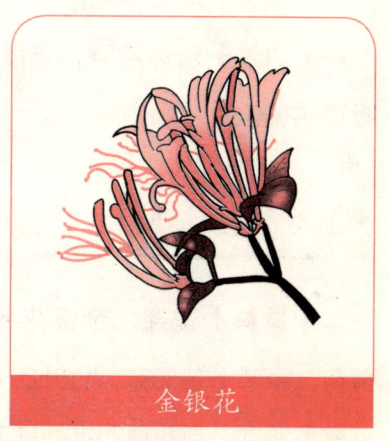
金银花

金银花，又名忍冬、忍冬花、金花、银花等，是半常绿灌木，茎半蔓生，叶卵圆形，开喇叭形的花朵。初开花时为白色，后逐渐转变为黄色，这是"金银花"名称的由来。金银花的茎、叶和花都可入药，具有解毒、消炎、杀毒、杀菌、利尿和止痒的作用。金银花茶，茶汤芳香，甘凉可口。常饮此茶，有清热解毒、通经活络、护肤美容之功效。

中医学认为，金银花味甘，性寒，具有清热解毒、疏散风热的作用。对外感风热或温病初起、身热头痛、心烦少寐等有一定作用；可治疗暑热证、泻痢、流感、疮疖肿毒、急慢性扁桃体炎、牙周炎等病，临床多用于温病治疗。

温病初期：常与连翘、薄荷、淡豆豉同用，具有清热解毒、疏风解表的作用。

温病中期：常与黄芩、栀子、石膏、竹茹、芦根等同用，具有清热解毒、透邪外出、和胃止呕的作用，可用以邪热壅阻，胃气不和，发热烦躁，胸膈痞闷，口渴干呕，舌红苔燥，脉象滑数等。

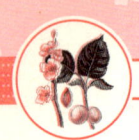 怎么吃

降火食方

金银花茶

【原料】金银花20克。

【做法】取金银花煎水代茶或泡茶饮，每日1剂。

【功效】清热解毒，疏散风热。适用于治疗咽喉肿痛和预防上呼吸道感染。

金银花桔梗汤

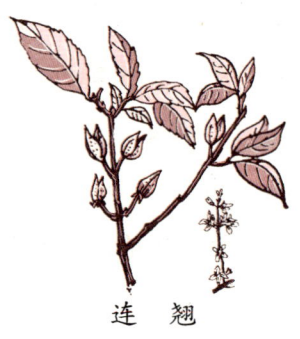

连　翘

【原料】连翘、金银花各50克，桔梗、薄荷、牛蒡子各30克，竹叶20克，生甘草、淡豆豉各25克，荆芥穗20克，鲜苇根汤适量。

【做法】上杵为散，每服30克，鲜苇根汤煎服。

【功效】清热，宣肺，祛痰。用于调治心火所致的冬温初起，但热不恶寒而渴者。

金银花茅根汤

【原料】金银花、海金沙藤、天胡荽、金樱子根、白茅根各50克。

【做法】将以上材料用水煎服，每日1剂，5～7日为1个疗程。

【功效】清热利水，可治热淋。

第七章 吃去心火，只选对的不选贵的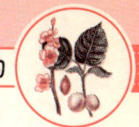

食用禁忌

脾胃虚寒、腹泻便溏之人忌服；阴寒脓肿如慢性骨髓炎、慢性淋巴结核、阴疽等患者忌服。

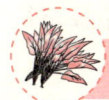祛除心火，做自己的保健医生

心主神志，属"君主之官"。心主神志与心主血脉的生理功能有密切的联系。这是因为，血液是神志活动的物质基础。所以，心的气血充盛，心神得养，神志活动才能正常，则精神振奋，神志清晰，思考敏捷，反应迅速，能与外界环境协调统一；反之，心的气血不足，则必然影响到心神，表现为失眠、多梦、健忘、神志不宁。当人被杂念、心事招惹得心血内耗时，心火就会四处肇事，如心火上炎可引发心烦失眠；心火下注可以引起尿赤便血。降心火不妨试试三黄甘草汤、知母黄柏汤。

三黄甘草汤

【原料】大黄、黄芩、栀子、连翘、黄柏、木通各10克，生甘草、黄连、薄荷各6克。

【做法】上方药水煎，取汁200～300毫升。每日1剂，温服，每日3次。

【功效】本方适用于心火上炎证之心神不宁者。

【加减】若见火邪伤阴，口干思冷饮，舌红苔黄，可加龟板、玄参各15克，知母、沙参各10克以养阴生津；若吐血、衄血者加犀角10克磨汁冲服，生地黄、丹皮各10克以凉血止血。

 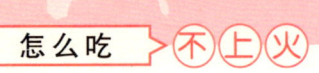

知母黄柏汤

【原料】知母、山萸肉各12克，生地黄15克，山药、丹皮、泽泻、黄柏各10克，茯苓、黄连各6克，肉桂3克。

【做法】上方药水煎，取汁200～300毫升。每日1剂，温服，每日3次。

【功效】本方适用于心火上炎的心肾不交者。

【加减】若见小便色赤而痛者，可去黄连、肉桂，加小蓟10克，白茅根30克，炒蒲黄10克，藕节12克，清心泻火，凉血止血；若见小便淋沥涩痛，小腹拘急加竹叶10克，车前草15克，萹蓄12克，滑石10克，泻心降火，清热通淋。

温馨提示

1. 心火上炎在以口舌生疮为主时，应勤漱口，晨起睡前饭后尤为重要，以便保持口腔清洁，减轻病情，亦有预防口疮发生的作用。

2. 在口舌生疮时，进食宜缓慢细嚼，避免咬伤口舌，形成新的溃疡。戒食生冷酸味水果以免增加疼痛。切忌过劳或熬夜，导致伤神动火，加重病情。

3. 如果是虚火，则主要表现为低热、盗汗、心悸心烦、失眠健忘、口干、舌尖红等。用莲子、大米适量共煮常服，或平时将黄连片含在口中并慢嚼，将药液咽下，均有清心火之功效。如果是实火则表现为反复性口腔溃疡、心烦易怒、口干、小便短黄伴有淋刺痛甚至尿血、舌尖红等。治疗常用导赤散、牛黄清心丸。

第八章

肝火亢盛,健康饮食救"肝苦"

　　肝脏上火主要源于两个方面:一是平时所吃的油腻、辛辣及药物会加重肝脏的负担,致使血液循环不畅,导致肝火上升;二是由外界刺激引起,比如生闷气等都会引起肝火上升。如何降肝火呢?吃得好不如吃得巧,选贵的不如选对的。

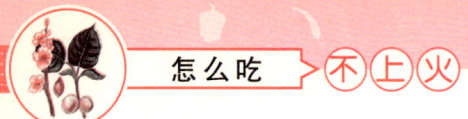

一根小苦瓜，消炎退热有奇效

苦瓜，又名凉瓜、赖葡萄、锦荔枝、菩提瓜，为葫芦科植物。一年生攀缘草本。茎、枝、叶柄及花梗披有绒毛，腋生卷须。春夏之交开花，雌雄同株，黄色。果实长椭圆形，表面具有多数不整齐瘤状突起。种子藏于肉质果实之中，成熟时有红色的囊裹着。苦瓜是人们喜爱的一种蔬菜。现代医学研究发现，苦瓜中的苦瓜苷和苦味素能增进食欲，健脾开胃；所含的生物碱类物质奎宁，有利尿活血、消炎退热、清心明目的功效。

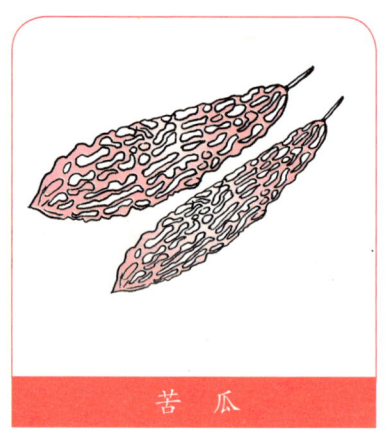

苦瓜

中医学认为，苦瓜性寒，味苦，归心、肝、脾、肺经。具有清热解暑、明目解毒之功效。主治中暑、暑热烦渴、暑疖、痱子过多、目赤肿痛等病症。另外，苦瓜的维生素C含量很高，具有预防坏血病、保护细胞膜、防止动脉粥样硬化、提高机体应激能力、保护心脏等作用。

降火食方

清炒苦瓜

【原料】新鲜苦瓜250克，花生油、姜丝、葱末、精盐各适量。

【做法】苦瓜洗净去籽瓤，切细丝，油热，加适量姜丝、葱末略炸一下，随即投入苦瓜丝爆炒片刻，加精盐略炒即成。

【功效】清肝明目，促进食欲，适用于糖尿病、高血压病、动脉硬化症、慢性胃炎。

苦瓜焖鸡翅

【原料】苦瓜、鸡翅各250克，植物油、姜汁、黄酒、酱油、白糖、食盐、豆粉各适量，生葱段少许。

【做法】鸡翅斩块，放碗中，加入姜汁、黄酒、酱油、白糖、食盐、豆粉拌匀，放入开水中烫煮片刻，捞起；再入热油锅中炒焖至熟时，将苦瓜倒入鸡翅同炒，然后加入少许生葱段和少量清水焖熟。

【功效】清肝明目，补肾润脾，解热除烦。

猪油炒苦瓜

【原料】苦瓜250克，猪油、姜末、葱、食盐各适量。

【做法】苦瓜切开去瓤，切片或切丝，用猪油爆炒，用姜、葱、食盐调味佐餐。

【功效】本品有清热，明目，养肝，润脾，补肾作用。适用于体虚有热之目疾，以及脾虚体弱者食用。

苦瓜瘦肉汤

【原料】鲜苦瓜200克，猪瘦肉100克，麻油、精盐各适量。

【做法】鲜苦瓜去瓤切块，猪瘦肉切片。同放锅内加适量水煮

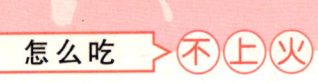

汤。煮熟后加适量食盐、麻油调味。

【功效】有清热解暑，明目去毒作用。适用于暑热烦渴，暑疖，热痱过多，眼结膜炎等症。

苦瓜葱白汤

【原料】苦瓜干15克，连须葱白10克，生姜6克。

【做法】将以上材料用水煎服。

【功效】明目解毒，防暑降温。用于暑天肝火所致的感冒发热、身痛口苦。

食用禁忌

1. 苦瓜性凉，故属于中医脾胃虚弱症候的患者，不宜多食苦瓜。食用苦瓜忌过量，否则会引起恶心、呕吐等。

2. 过多食用，可能因为其苦寒的特性，伤及心脏和脾胃功能。一个简单的办法即可判断：平素消化功能不好，或是舌质颜色淡白，或是脉搏比较微弱，则不宜过多食用苦瓜。

3. 苦瓜中含有丰富的草酸，会与豆腐中的钙形成草酸钙，影响人体对钙质的吸收。

4. 苦瓜含奎宁，会刺激子宫收缩，引起流产，故孕妇要慎食。

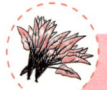 菊花祛火，还除黑眼圈

菊花，别名又叫黄花、寿客、金英、黄华、秋菊、陶菊、艺菊。

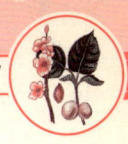# 第八章 肝火亢盛，健康饮食救"肝苦"

为多年生菊科草本植物，其花瓣呈舌状或筒状。现代医学研究证实，菊花具有降血压、扩张冠状动脉和抑菌的作用，长期饮用能增加人体钙质、调节心肌功能、降低胆固醇，适合中老年人和预防流行性结膜炎时饮用。对肝火旺、用眼过度导致的双眼干涩也有较好的疗效。同时，菊花茶香气浓

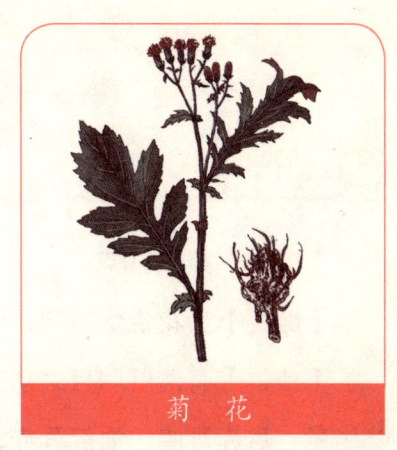

菊花

郁，提神醒脑，也具有一定的松弛神经、舒缓头痛的功效。中医多用于主治目赤、咽喉肿疼、耳鸣、风热感冒、头疼、高血压、疮疔毒等病症。若长期饮用，还有"利血气、轻身、延年"的功效。

菊花是中医常用中药，入药的主要有白菊、黄菊、野菊。黄、白两菊，都有疏散风热、平肝明目、清热解毒的功效。就其功效，各有侧重。白菊花味甘，清热力稍弱，常用于平肝明目；黄菊花味苦，泻热力较强，常用于疏散风热；野菊花味甚苦，清热解毒的力量很强。野菊的茎、叶，功用与花相似，无论内服与外敷，都有功效。桑叶与菊花，均能疏散风热，清泄肺肝，故在外感风热、发热头痛及目赤肿痛等症，两药往往相辅为用。但桑叶疏风清肺的功效较好，菊花则长于平肝阳，且能清热解毒。主要用于治疗目赤、心胸烦热、肿毒等症。

菊花品种繁多，头状花序皆可入药，味甘、苦，性微寒，具有散风、清热解毒之功效。

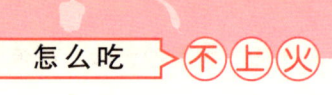

降火食方

菊花饮

【原料】 菊花10克。

【做法】 菊花沸水冲泡，代茶饮。

【功效】 有清肝明目之功效。用于调治肝火所致的急躁易怒、头痛眩晕、目赤耳鸣、面红耳赤、口苦咽干。

菊花银耳羹

【原料】 菊花1～2朵，银耳10克，生姜1片，虾50克，葱、酒、精盐适量，鸡汤500毫升。

【做法】 虾去皮壳，剥皮，纵切一分为二，撒上精盐和酒浸味。银耳用水泡，变软后取出，洗净，去掉根部，切成适当大小。葱、姜切细丝。鸡汤中加酒、盐调味，加入虾，银耳后煮2～3分钟，撒上菊花即可。

【功效】 可去肝火所致的烦热，能利五脏，治头晕目眩等症。

三花饮

【原料】 菊花、茉莉花各10朵，金银花20朵，冰糖少许。

【做法】 将菊花、金银花、茉莉花放入壶中，倒入开水。不要盖盖子，泡10分钟即可饮用。

【功效】 本品可除肝火、清热解毒。另外，对咽喉疼痛也有很好的缓解作用。

第八章 肝火亢盛，健康饮食救"肝苦"

菊花糕

【原料】杭白菊15朵，枸杞子（干）10粒，马蹄粉250克，白砂糖10匙。

【做法】把750毫升清水与马蹄粉混合，粉碎搅拌至无颗粒的马蹄粉液；取清水750毫升与菊花、枸杞子一起中火煮10分钟，放白砂糖，再煮沸后熄火。捞出菊花，摘下花瓣放回糖水里面；从已调好的马蹄粉液里面取250毫升，倒进菊花枸杞子糖水里面，立即搅拌均匀；把余下的马蹄粉液全部倒进糖水里面，继续按顺时针方向搅拌至黏稠糊状；蒸盘四周抹少量食用油，把调好的糊倒进蒸盘抹平，待水烧开后隔水大火蒸10分钟，转中火蒸10分钟。看到糕体变半透明状后，把筷子插进糕体，如抽出来时不沾糕体，即熟；整盘取出后放阴凉地方待凉，糕体凉后变结实了便可切块享用。

【功效】本品有清肝热、解暑渴、滋补肝肾、益精明目之功效。

菊花枇杷饮

【原料】菊花10克，桑叶、枇杷叶各5克。

【做法】将以上诸味研成粗末，用沸水冲泡代茶饮。

【功效】本品可防秋燥，适用于因秋燥犯肺引起的发热、咽干唇燥、咳嗽等病症后饮用。还有预防流感、流脑、乙脑、腮腺炎、水痘等作用。

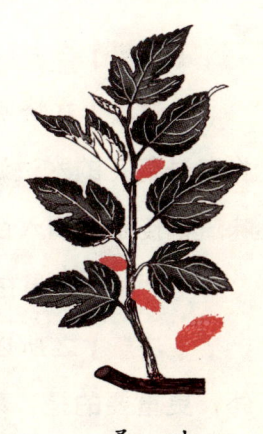

桑叶

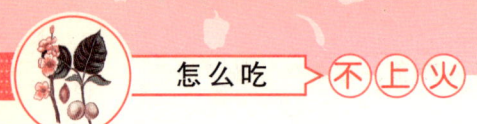

菊花甘草饮

【原料】菊花3克，金银花、甘草各适量。

【做法】将以上材料泡茶饮用，每日3次。

【功效】具有平肝明目、清热解毒之效。

红枣菊花粥

【原料】红枣10枚，大米100克，菊花15克，红糖适量。

【做法】将红枣去核洗净，与大米、菊花一同放入沙锅内，加清水适量，煮粥。待粥将成时，加入适量红糖调味即成。

【功效】此粥具有健脾补血、清肝明目之功效，常食不仅可以清除肝火，还可使面部肤色红润、消除皱纹，起到保健防病、养颜美容的功效。

百合菊花粥

【原料】百合100克，菊花50克，粳米200克，冰糖适量。

【做法】水烧沸后，倒入洗好的粳米，粥煮到比较稠的时候，将泡过菊花的水过滤杂质，倒入粥里一同煮，让米粒都渗入菊花的味道，接着再倒入百合、菊花，加几粒冰糖，煮上几分钟即可。

【功效】此粥在药用上有润肺止咳、养阴消热、清心安神之效。

【注意】之所以先将菊花泡好，除了可以去掉菊花的杂质以外，更重要的是，菊花久煮会散掉，粥看上去就不清爽了，而且还破坏了营养成分。

第八章 肝火亢盛，健康饮食救"肝苦"

菊花茶

【原料】菊花15克（鲜品加倍），冰糖20克。

【做法】将野菊花用沸水冲泡10分钟，入冰糖20克溶化即可。每日2剂，代茶饮用，冲至无味。

【功效】此茶具有清热解毒、降火、凉血明目之功效。

食用禁忌

1. 菊花性寒，虽然能够清热解毒，但虚寒体质平时怕冷易手脚发凉的人不宜经常饮用。阳虚体质者也不宜饮用。

2. 气虚胃寒者少用。《本草汇言》认为菊花对于"气虚胃寒、食少泻泄之人，宜少用之"。

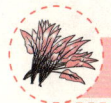 芹菜营养好，清热解烦疾病少

芹菜，属伞形科植物。有水芹、旱芹两种，功能相近，药用以旱芹为佳。旱芹香气较浓，又名"香芹"。

中医学认为，芹菜性凉，味甘、辛，无毒；归肝、胆、心包经。具有清热除烦、平肝之功效。主治暴热烦渴、黄疸、水肿、小便热涩不利等病症。芹菜性凉质滑，故脾胃虚寒、肠滑不固者食之宜慎。

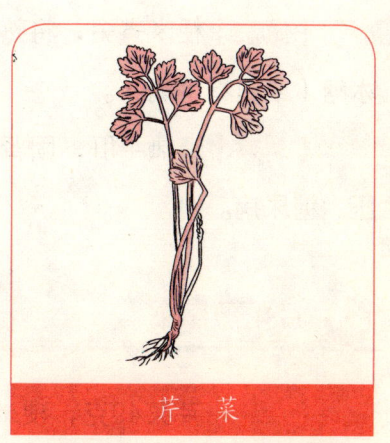
芹菜

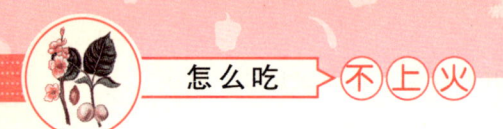

春季气候干燥，人们往往感到口干舌燥、气喘心烦，身体不适，常吃些芹菜有助于清热解毒，祛病强身。肝火过旺、皮肤粗糙及经常失眠、头疼的人可适当多吃些。此外，芹菜也是一种理想的绿色减肥食品。因为当咀嚼芹菜的同时，人消耗的热量远大于芹菜给予的能量。现代医学研究认为，芹菜的生物碱提取物对动物有镇静作用，可用于肝经有热、肝阳上亢、烦热不安、热淋、胃热呕逆、饮食减少。此外，经相关研究实验发现，芹菜叶对癌症还具有一定的抑制作用。

人们通常在吃芹菜时，先要择去叶子，然后用芹菜的茎入菜。营养专家指出，其实芹菜叶的营养要比芹菜茎高出许多，芹菜叶中胡萝卜素含量是茎的88倍，因此尽量别把芹菜叶扔掉。

降火食方

芹菜粥

【原料】粳米100克，芹菜150克，冰糖适量。

【做法】粳米煮粥，将熟时加入洗净切碎的芹菜同煮，食用时用冰糖（或白糖）调味。

【功效】清热平肝，固肾利尿。用治肝火头痛、头昏目赤、高血压、糖尿病。

芹菜葱白粥

【原料】芹菜40克，粳米50克，葱白5克，花生油、葱花、盐、味精各适量。

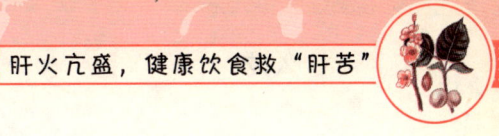

【做法】芹菜洗净去根；锅中倒入花生油烧热，爆葱，添米、水、盐，煮成粥，再加入芹菜稍煮，调味精即可。

【功效】此粥具有清热、解郁、利水的功效，可作为肝火旺盛者的辅助食疗品。

芹菜拌核桃

【原料】芹菜250克，核桃仁50克，精盐、麻油各适量。

【做法】将芹菜切成细丝，放入开水锅内氽后捞出放入盘中，放上洗净的核桃仁及少许精盐、麻油拌匀即成。

【功效】具有润肺、清肝热、定喘的作用。

芹菜汁

【原料】鲜芹菜500克。

【做法】鲜芹菜捣取汁，开水冲服，每日1剂。

【功效】平肝清热，降压健脑，祛风利湿可治高血压或肝火上攻引起的头胀痛。

鲜芹液

【原料】鲜芹菜250克。

【做法】鲜芹菜切细榨取汁液，每次服200毫升，每日2次。

【功效】此品有较好的清热平肝等作用。用于肝热或肝阳上亢而见眩晕头痛、烦热面赤等症。

芹菜车前汤

【原料】芹菜15克，大麦芽25克，车前子10克。

【做法】将以上原料加水煎汤服。

【功效】本品用芹菜清热除烦，大麦芽除烦调中，车前子利尿。对肝火所致的小儿发热、内有湿热者较为适宜。

芹菜大枣汤

【原料】芹菜200～500克，红枣60～120克.

【做法】将以上材料加适量水煮汤。

【功效】芹菜芳香浓郁，清肝热；大枣味甘性温，益气养血，宁心安神。

芹菜拌干丝

【原料】芹菜250克，豆干300克，葱白、生姜、花生油、味精各适量。

【做法】芹菜洗净切去根头，切段；豆干切细丝，葱白切段，生姜拍松。炒锅内倒入花生油，烧至七成热，下姜、葱煸过加精盐，倒入豆干丝再炒片刻，加入芹菜一起翻炒，味精调水泼入，炒熟即成。

【功效】本菜鲜香可口，具有降压平肝、通便的功效，适用于高血压、大便燥结等病症。

第八章 肝火亢盛,健康饮食救"肝苦"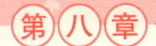

鲜芹苹果汁

【原料】鲜芹菜250克,青苹果1~2个。

【做法】将鲜芹菜放入沸水中烫片刻,切碎与青苹果榨汁,每次200毫升,每日2次。

【功效】本品有降压、平肝、镇静、解痉、和胃止吐、利尿的功效。适用于眩晕头痛、颜面潮红、精神易兴奋的高血压患者。

食用禁忌 >>>>

一般人群均可食用。脾胃虚寒、肠滑不固者、血压偏低者、备孕期男士应少吃芹菜。

小小猪肝是个宝,祛火补肝离不了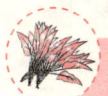

肝脏是动物体内储存养料和解毒的重要器官,含有丰富的营养物质,具有营养保健功能。猪肝中铁质丰富,是最常用的补血食物。猪肝中含有丰富的维生素A,具有维持正常生长和生殖功能的作用;能保护眼睛,防止眼睛干涩、疲劳。

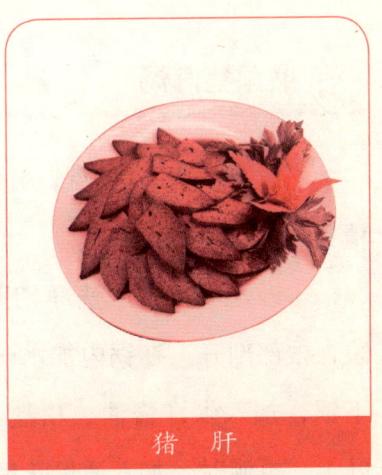

猪 肝

中医学认为,猪肝味甘、苦,性温,归肝经;有补肝、明目、养血的功效;适宜肝血不足所致的视物模糊不清、夜盲、眼干燥症。

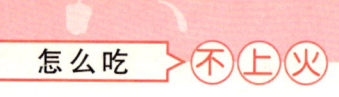

降火食方

猪肝泥

【原料】猪肝50克,麻油、酱油、精盐各少许。

【做法】将猪肝洗净,横剖开,去掉筋膜和脂肪,用刀轻轻剁成泥状。将猪肝放入碗内,加入麻油、酱油及精盐调匀,上笼蒸20～30分钟即成。

【功效】可养肝明目,适用于肝热所致的夜盲等症。

猪肝羹

【原料】猪肝1个(细切,去筋膜),葱白1根(去须,切)。

【做法】将猪肝、葱白共以豉汁煮做羹,将熟打1个鸡蛋即可。

【功效】祛除肝热,可治营养性弱视、近视、夜盲等症。

菠菜猪肝汤

【原料】猪肝200克,菠菜250克,淀粉、麻油、精盐、酱油、味精各适量。

【做法】将猪肝洗净切薄片,用干淀粉浆渍;将菠菜洗净切成段,根部剖开;在锅内加水一大碗,等水烧沸后,把猪肝一片片分开下锅,加入少许酱油、精盐,煮沸后再加入菠菜(先放梗,后放菜叶),再沸时,加入适量味精、麻油即成。

【功效】本汤有生血养血、清热去肝火、润燥滑肠的作用。适用于血虚萎黄、视力减退、大便涩滞者食用。

第八章 肝火亢盛，健康饮食救"肝苦"

杜仲猪肝汤

【原料】猪肝350克，姜10克，清汤600毫升，青葱15克，精盐、杜仲各5克，鸡精、糖各适量。

【做法】杜仲洗净，猪肝切片汆水，姜切片、葱切段待用。锅中放入清汤、杜仲、姜片、猪肝，大火烧开转小火炖30分钟，然后入调料调味，撒上葱段即成。

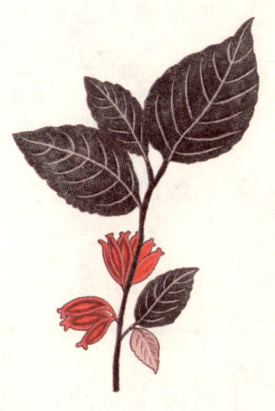

杜 仲

【功效】杜仲能补肝肾之阳，本品可清热去肝火，还可治疗肝肾不足所致的腰膝乏力和遗精。

枸杞子猪肝汤

【原料】猪肝100~200克，枸杞子30克，精盐适量。

【做法】猪肝切片，与枸杞子共煮汤，煮30分钟后加适量精盐调味食用。

【功效】此汤有滋补肝肾的作用。适用于清肝火及肝肾虚头晕、视力欠佳、迎风流泪者。

菠菜平菇猪肝汤

【原料】菠菜100克，平菇50克，猪肝150克，植物油、葱花、姜丝、料酒、盐各适量。

【做法】菠菜洗净切成段，平菇撕开成条状，猪肝洗净切成片；

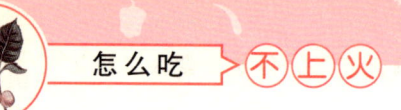

植物油少许下锅，加入葱、姜少许，猪肝爆炒至五成熟，加料酒少许去腥，加水煮沸，加入平菇，煮沸2~3分钟；待平菇八成熟之后，加入菠菜，之后加入少许的水、盐再次沸腾即可。

【功效】此品具有清热的作用，去肝火功效尤为明显，可用于肝肾不足所致的腰膝乏力。

番茄猪肝

【原料】番茄100克，猪肝250克，植物油、葱花、精盐、胡椒粉、味精、酱油各适量。

【做法】番茄洗净，开水浇烫，剥皮去籽，切成6瓣。猪肝洗净，切薄片，用少量酱油拌匀。锅烧热，下番茄、葱花爆炒3分钟，加入精盐及开水，煮沸后放入猪肝。待再煮沸后撇去浮沫，再煮3分钟，加入胡椒粉、味精调味即可。

【功效】本品能养血明目，适用于肝血不足，或肝热上扰所致之眼睛疲劳、视力减退者。

食用禁忌

1. 猪肝中胆固醇含量较高。所以患有高血压、冠心病、肥胖症及高血脂的人忌食猪肝。变色或有结节的猪肝不宜食。

2. 猪肝忌与鱼肉、荞麦、菜花、黄豆、豆腐、鹌鹑肉、野鸡同食；不宜与豆芽、辣椒、毛豆、山楂等富含维生素C的食物同食；动物肝不宜与维生素C、抗凝血药物、左旋多巴、优降灵和苯乙肼等药物同食。

第八章 肝火亢盛，健康饮食救"肝苦"

3.猪肝是动物的解毒器官，所以买回的鲜猪肝不要急于烹调，应把猪肝放在自来水龙头下冲洗10分钟，然后放在水中浸泡30分钟。

牡蛎是个宝，除去肝热身体好

牡蛎，又名生蚝，一种软体动物，属牡蛎科或燕蛤科，双壳类软体动物，分布于温带和热带各大洋沿岸水域。全年均可采收，取肉，洗净，晒干即可。身体呈卵圆形，有两面壳，生活在浅海泥沙，肉味鲜美。壳烧成灰可入药。

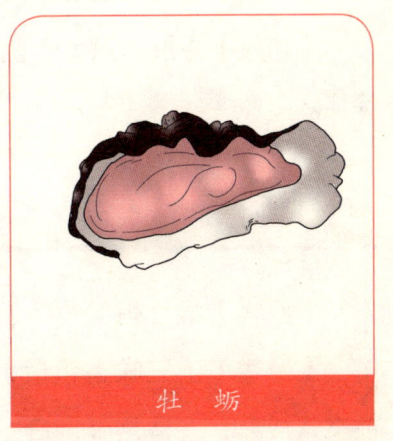

牡蛎

《本草经疏》有云："牡蛎味咸平，气微寒，无毒，入足少阴、厥阴、少阳经。其主伤寒寒热、温疟洒洒、留热在关节去来不定、烦满、气结心痛等证，皆肝胆二经为病。二经冬受寒邪，则为伤寒寒热；夏伤于暑，则为温疟洒洒；邪伏不出，则热在关节去来不定；二经邪郁不散，则心胁下痞；热邪热甚，则惊恚怒气，烦满气结心痛。此药味咸气寒，入二经而除寒热邪气，则营卫通，拘缓和，而诸证无不瘳矣。少阴有热，则女子为带下赤白，男子为泄精，解少阴之热，而能敛涩精气，故主之也。"

利用牡蛎调治邪热时，可分为内服和外用两种。内服：煎汤，15～30克，先煎；或入丸、散。外用：适量，研末干撒或调敷。但要注意的是，该品不可久服，久服易引起便秘和消化不良，易出血者禁服。

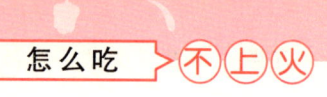

降火食方

牡蛎汤

【原料】牡蛎15～30克。

【做法】将牡蛎煎汤，内服。

【功效】平肝息风，养阴。可治疗肝火所致的自汗、盗汗、尿频等症。

牡蛎散

【原料】煅牡蛎、黄芪、麻黄根各30克，浮小麦15克。

【做法】上三味为粗散，每服9克，水适量，小麦百余粒，同煎至八成熟，去渣热服，日二服，不拘时候。

【功效】本品可潜阳止汗、固表止汗、敛心止汗并用，具有固敛止汗、益气固表之功效，主治肝火所致的体虚自汗、盗汗证。自汗、夜卧尤甚、久而不止、心悸惊惕、短气烦倦等症。

夏枯草牡蛎瘦肉汤

【原料】猪瘦肉250克，牡蛎（鲜）、夏枯草各30克，枣（干）20克。

【做法】将生牡蛎洗净，打碎，装入纱布袋内；夏枯草除杂质，洗净，红枣洗净；猪瘦肉洗净，切块；把全部材料一齐入锅内，加清水适量，大火煮沸后，小火煮1个小时，调味即可。

第八章 肝火亢盛，健康饮食救"肝苦"

【功效】此汤具有清泄肝火、平肝潜阳的功效，可调治肝阳亢盛者症见头痛目胀、眩晕眼花、胸中烦热、口苦易怒、烦闷不安、舌红者。

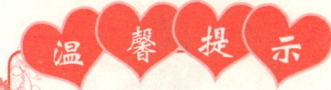

高血压病属肝痛两虚者不宜饮用此汤。

桂枝甘草龙骨牡蛎汤

【原料】桂枝15克（去皮），甘草（炙）、牡蛎（熬）、龙骨各30克。

【做法】上四味，以水1000毫升，煮取500毫升，去滓，温服160毫升左右，每日3次。

【功效】此汤可发散经中火邪、收敛浮越之火、镇固亡阳之机，可用于调治肝火所致的烦乱、心悸等症。

食用禁忌

1.《七卷食经》：有癫疮不可食；《本草求原》：脾虚精滑忌。

2.患有急慢性皮肤病者忌食，脾胃虚寒、慢性腹泻便溏者不宜多吃。

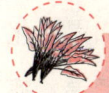

吃菜选丝瓜，身体健康医生也夸奖

丝瓜，又名绵瓜、布瓜、天络瓜、天丝瓜、天罗瓜、天吊瓜、倒阳菜、絮瓜、喜瓜、胜瓜等。为葫芦科攀缘草本植物，丝瓜根系强大。茎蔓性、五棱、绿色，主蔓和侧蔓生长都繁茂，茎节具分枝卷须，易生不定根。

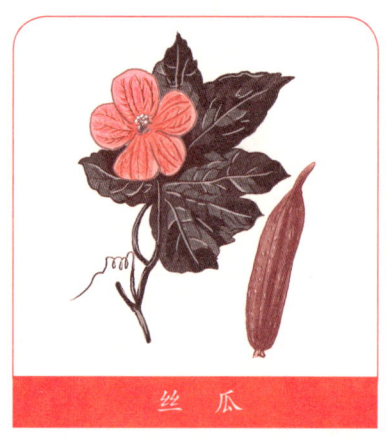

丝瓜

中医学认为，丝瓜性凉，味甘。具有清热化痰、凉血解毒之功效，可入药，有清凉、利尿、活血、通经、解毒之效。除了体虚内寒、腹泻者不宜多食之外，月经不调者、身体疲乏、痰喘咳嗽、产后乳汁不通的妇女适宜多吃丝瓜。

选购丝瓜应选择鲜嫩、结实和光亮，皮色为嫩绿或淡绿色者，果肉顶端比较饱满，无臃肿感。若皮色枯黄或瓜皮干皱，或瓜体肿大且局部有斑点和凹陷，则该瓜过熟而不能食用。

降火食方

 ### 丝瓜粥

【原料】丝瓜500克，粳米100克，虾米15克，姜、葱各适量。

【做法】丝瓜连皮洗净切块备用。粳米煮粥，将熟时加入丝瓜、虾米及其他配料。

【功效】丝瓜味甘性凉，与粳米、虾米等同用，有清肝和胃、化痰止咳的作用。可调治慢性支气管炎，咳喘并作，或有发热烦渴，痰色黄稠，咽喉肿痛，亦可治痈疽初起或病后热毒未清。

番茄炒丝瓜

【原料】番茄、丝瓜各250克,黑木耳10克,精盐、油、调味品各适量。

【做法】番茄洗净,用开水烫后剥皮,切成大小相等的块装好备用。丝瓜去皮洗净,切成菱形片装好备用。黑木耳水发后,撕碎装好备用。炒锅内放油烧热,放入番茄块、丝瓜块略炒几下,再加入木耳同炒,下精盐,炒匀,加盖稍焖至熟,调味。

【功效】本品具有清肝热、解毒、生津止渴、养阴凉血、健胃消食等作用。临床上多用于治疗口干舌燥、烦热口渴、食欲不振、胃热口苦、牙龈出血、口疮、口苦以及高血压、冠心病的辅助治疗等。

清炒丝瓜

【原料】丝瓜2条,油、白糖、精盐各适量。

【做法】丝瓜削皮切片备用;起油锅,倒入丝瓜,大火翻炒片刻,放盐、白糖调味即可。

【功效】本品有清暑凉血、解毒通便、祛风化痰、润肌美容、通经络、行血脉等功效。可调治肝火引起的头痛等症。

食用禁忌

1. 体虚内寒、腹泻者不宜多食。

2. 丝瓜不宜生吃,可烹食,煎汤服;或捣汁涂敷患处。

3. 丝瓜的味道清甜,烹煮时不宜加酱油和豆瓣酱等口味较重的酱料,以免抢味。

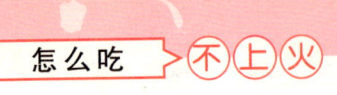 怎么吃 不上火

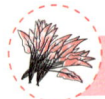 祛除肝火，做自己的保健医生

预防肝火上升或是要清肝火，中医常用夏枯草、桑叶、菊花或金银花、绵茵陈调治，效果不错。方法如下：

夏枯桑菊饮

【原料】夏枯草12克，桑叶、菊花各10克。

【做法】将夏枯草、桑叶加入适量的水浸泡半小时后煮半小时，最后加入菊花煮3分钟，即可代茶饮。可用冰糖或蜂蜜调味。代茶饮。以上为1～2人的分量，可根据人数增加。

【功效】本饮品具有清肝降火之功效。适用于高血压病属肝阳上亢者。症见头痛目胀，心中烦热，口苦易怒，小便短黄，舌红，脉弦数。

金银茵陈饮

【原料】金银花、绵茵陈各15克。

【做法】将金银花、绵茵陈加入适量的水浸泡半小时后煮半小时即可。代茶饮。用量15～30毫升。可用黑糖或片糖或蜂蜜调味。

【功效】本饮品归肝、胆、脾、胃经，能清利湿热，退黄。主治温病初起，发热、头痛、口渴、咽痛、发疹；血中热毒，痈肿疮疡、血痢（炒炭用）高热神昏。

【禁忌】脾胃虚泄、无热毒者禁用。

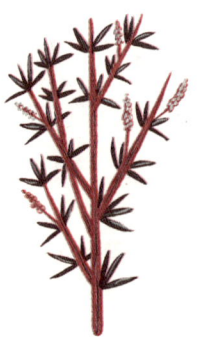
绵茵陈

第八章 肝火亢盛，健康饮食救"肝苦"

枸杞子菊花茶

【原料】枸杞子10克，菊花6朵。

【做法】枸杞子先煮30分钟，加入菊花后再煮3分钟即可。代茶饮。

【功效】适用于头晕脑涨、眼赤目干、经常用脑者。

柴甘茅根茶

【原料】柴胡20克，甘草6克，白茅根30克。

【做法】水煎后取汁，加红糖溶解、保温。代茶频服。

【功效】主治口渴、身体烦热、感冒未愈、小便黄。

清暑茶

【原料】茵陈、香薷各18克，车前草、半边莲各20克。

【做法】水煎后取汁，加红糖溶解、保温。代茶频服。

【功效】主治口干舌燥、头昏热、小便短黄、身体烦闷。

茵陈干姜茶

【原料】茵陈20克，干姜3克，红糖适量。

【做法】水煎后去渣，加入红糖溶解，保温代茶饮。代茶饮。

【功效】主治身不太热、口不甚渴、喜饮温水、皮肤暗黄、手足不温。

【禁忌】体虚、易怕冷、大便稀溏的人不适合。

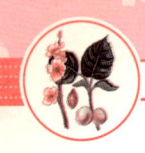

怎么吃不上火

温馨提示

肝火多由外界刺激引起，所以调整情志、稳定情绪非常重要。焦躁情绪会火上浇油，保持心情舒畅有助于调节体内的火气。睡眠不够或是睡眠质量不好，也会造成肝火上升。经常熬夜会打乱人体正常的作息时间，肝脏不能如期休息和排毒，于是只好加班加点将体内积存的杂质和毒素清除，这无疑加重了肝脏本身的负担。

要预防肝火旺，除了睡眠足够、心情放松，一些简单的药材或食物也有助于清火。比如，中草药茶饮保健，如黄连、黄芩等。肝火的预防办法关键在于制怒，同时要注意休息，防止过度疲劳，因为身体劳累，就会使人情绪不稳而易怒。平时要少食辛辣、膻腥、过腻过酸、煎炸食品，以及羊肉、海虾、肥肉、乌梅等，以免火上浇油。

第九章

脾胃火旺，吃对不花冤枉钱

脾胃上火怎么办？哪些吃法可以让升起来的脾火降下去？如何不花买药钱，通过饮食就能轻松远离脾火？绿豆、山药、山楂、红薯、黄瓜、蘑菇等都是祛除脾胃之火的佳选，让你在餐桌上轻松搞定"上火"的内鬼。

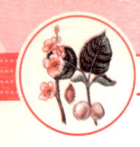 

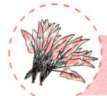 绿豆，祛除脾火的"济世之良谷"

绿豆又名植豆、文豆、青小豆，为豆科。在我国已有2000余年的栽培史，绿豆蛋白质的含量几乎是粳米的3倍，维生素、钙、磷、铁等无机盐都比粳米多。消肿治痘之功虽同赤豆，而清热解毒之力过之。因此，它不但具有良好的食用价值，还具有非常好的药用价值，有"济世之良谷"

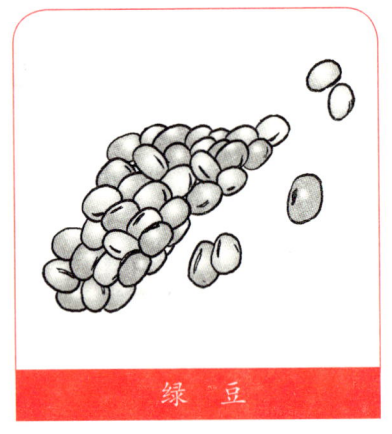

绿豆

之说。绿豆是夏令饮食中的上品，盛夏酷暑时喝些绿豆粥，甘凉可口，防暑消热。

中医学认为，绿豆味甘性凉，有清热、解毒、消暑、利水之功。归心、胃经。《本草经疏》："绿豆，甘寒能除热下气解毒。阳明客热则发出风疹，以胃主肌肉，热极生风故也，解阳明之热，则风疹自除。胀满者，湿热侵于脾胃也，热气奔豚者，湿热客于肾经也，除湿则肿消，压热则气下，益脾胃而肾邪亦自平也。"《本草汇言》亦云："清暑热，静烦热，润燥热，解毒热。"可见，绿豆可主治暑热烦渴、感冒发热、痰热哮喘、头痛目赤等症。适用于湿热郁滞、食少体倦、热病烦渴、大便秘结、小便不利、目赤肿痛、口鼻生疮等患者，还能降血脂和软化血管。

此外，在有毒环境下工作或接触有毒物质的人，应经常食用绿豆来清热解毒、消暑。小孩儿因天热起痱子，用绿豆和鲜荷叶共煮服用，效果更好。若用绿豆、赤小豆、黑豆煎汤，既可治疗暑天小儿消化不良，又可治疗小儿皮肤病及麻疹。但绿豆性寒凉，所以素体阳虚、脾胃虚寒、泄泻者慎食。

第九章 脾胃火旺，吃对不花冤枉钱

降火食方

绿豆汤

【原料】绿豆150克，白糖适量。

【做法】绿豆清洗干净，用清水浸泡2小时。锅里倒入泡好的绿豆，倒入适量清水。大火煮开后，改小火，煮至绿豆开花后关火。把煮好的绿豆汤盛到干净小碗里，调入适量的白糖，放凉后即可食用。

【功效】清热解毒，消暑除烦，止渴健胃，利水消肿。主治暑热烦渴，湿热泄泻，水肿腹胀，疮疡肿毒，丹毒疖肿，痄腮，痘疹等。

绿豆蛋花汤

【原料】绿豆100克，鸡蛋1个，白糖适量。

【做法】绿豆冲洗干净，加适量清水浸泡10分钟。鸡蛋打入碗内，将鸡蛋打散，打的越散蛋花汤越细腻。泡好的绿豆，沥干水分，放入锅内。加入适量清水，将绿豆汤煮开锅。开锅后再煮5分钟左右，汤色变绿，就可以。取滚烫的绿豆汤，冲入蛋液内。将蛋液与绿豆汤搅拌均匀。依据自己口味添加适量白糖。

【功效】清热、解毒、祛火。适合胃火过盛所致口疮患者食用。

绿豆丝瓜花饮

【原料】绿豆50克，鲜丝瓜花8朵。

【做法】先将绿豆煮熟烂后，加入丝瓜花，再煮片刻，食豆喝汤。

【功效】清热，解暑。治夏季气温酷热引起的中暑，也适合脾胃

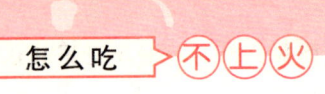

火盛者饮用。

薄荷绿豆汤

【原料】绿豆500克。

【做法】绿豆放入清水煮好。薄荷干用水冲洗，加水约一大碗，浸泡30分钟，然后用大火煮沸冷却，过滤，再与冷却的绿豆汤混合搅匀。

【功效】本品具有清脾胃之热、消暑除烦、止渴健胃、利水消肿、解毒之功效；主治暑热烦渴、湿热泄泻。适合脾胃火盛者食用。

食用禁忌

1. 体质寒凉者要少吃。属于寒凉体质的人，有四肢冰凉、腹胀、腹泻便稀等症状者，不宜饮用绿豆汤，以免加重症状，甚至引发其他疾病。

2. 老幼体弱者慎吃。因为这类体质的人肠胃功能差，容易因消化不良而导致腹泻等发生。

3. 绿豆烹饪的时候要注意厨具的选择，尽量避免铁锅。因为绿豆中的类黄酮与金属离子发生反应，会干扰绿豆的抗氧化能力及食疗功效，并容易使汤汁变色。

4. 绿豆不宜与狗肉同食，以免引起腹胀；绿豆不可与番茄同食，以免损伤人体元气。

5. 虽然绿豆的好处很多，但是绿豆毕竟是凉性食物，脾胃虚弱的孕妇不宜多吃。服药特别是服温补药时不要吃绿豆食品，以免降低药效。未煮烂的绿豆腥味强烈，食后易恶心、呕吐。

第九章 脾胃火旺，吃对不花冤枉钱

妙用山药，补脾养胃不上火

山药，即薯蓣，别名怀山药、土薯、山薯、山芋、玉延。多年生草本植物，茎蔓生，常带紫色，块根圆柱形，叶子对生，卵形或椭圆形，花乳白色，雌雄异株。块茎常做蔬菜食用。块根（山药）及珠芽（零余子）可供药用，能健脾。块根含淀粉和蛋白质，可以食用。

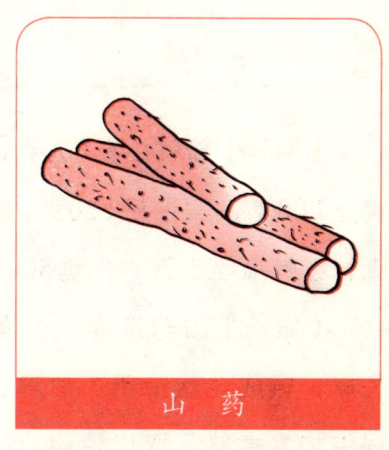

山药

山药是六味地黄丸的组成药物之一，中医学认为，山药味甘，性平。归脾、肺、肾经。可补脾养胃、生津益肺、补肾涩精。临床多用于脾虚食少、久泻不止、肺虚喘咳、肾虚遗精，带下、肺虚久咳咽干、肾虚遗精。主治脾胃虚弱、肺气虚燥、痰喘咳嗽、消渴尿频。山药含有皂苷、黏液质，有润滑、滋润的作用，故可益肺气，养肺阴，治疗肺虚痰嗽久咳之症。

降火食方

山药大枣粥

【原料】山药、大枣各30克，米60克（粳米、糯米各1/2）。

【做法】将以上材料熬成粥即可。

【功效】此粥补益脾胃，特别适合脾胃虚弱者干咳少痰、潮热盗汗。进补前食用有去脾胃之火、利于补品的吸收之功效,可以为秋冬进补打基础。

山药扁豆糕

【原料】新鲜山药500克,白(干)扁豆100克,糯米粉150克,马蹄粉100克,红绿瓜丝少许,白糖300克。

【做法】山药洗净上笼蒸熟,取出去皮,辗成泥状待用;白扁豆洗净放入锅中加水煮熟,取出待用;把糯米粉、马蹄粉加入适量的糖水调匀,再把山药泥、扁豆末一起倒入刷过油的盘内,上面放上适量的红绿瓜丝,用旺火蒸30分钟取出,待稍冷后切成菱形状即成,可冷食也可煎食。

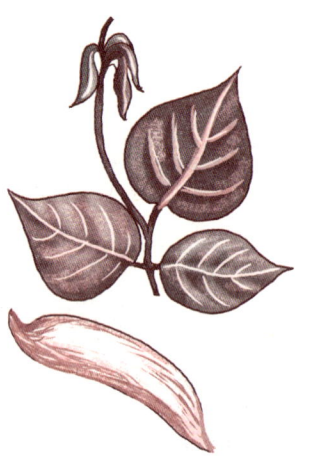

白扁豆

【功效】此品具有去脾胃火、补气之功效,尤其适于腹胀少食、食后不化、便溏泄泻者。

小米山药粥

【原料】小米、山药、冰糖各适量。

【做法】小米淘洗干净,下锅煮,视小米粥的量,粥烧开后中火再煮10分钟;将山药洗净切片或切丁,在小米粥煮好的前5分钟放入;小米山药粥煮好后,加入适量冰糖即可。

【功效】此粥有健脾和胃、祛火益气之功效,可防止"老胃病"复发,对于秋季防治溃疡病也有很好的疗效。因此,多汗、反复感冒的气虚患者在秋季应该适当增加山药的摄入量。

山药蔗汁糊

【原料】鲜山药60克，甘蔗汁适量。

【做法】鲜山药切碎，捣烂，加甘蔗汁和匀，炖熟服用。

【功效】本品能润肺而化痰。用于脾胃火盛久病咳喘、痰少或无痰、咽干口燥等。

山药酒

【原料】鲜山药350克，黄酒2000毫升，蜂蜜适量。

【做法】先将山药洗净、去皮、切片，备用；再将黄酒600毫升倒入沙锅中煮沸，放入山药，煮沸后将余酒慢慢地添入；山药熟后取出，在酒汁中再加入蜂蜜，煮沸即成。

【功效】本品有健脾益气之功效，可主治脾胃火盛、虚劳咳嗽、痰湿咳嗽、脾虚咳嗽或泄泻、小便频数等症，但外感咳嗽者忌服。

食用禁忌

1. 山药有收涩的作用，故大便燥结者不宜食用；另外有实邪者忌食山药。

2. 山药与甘遂不宜一同食用，也不可与碱性药物同服。

吃对山楂，健胃消食祛百病

山楂，又名赤爪子、棠球子、赤枣子、柿楂子、茅楂、猴楂等。

怎么吃不上火

蔷薇科落叶小乔木，树皮暗灰色，有浅黄色皮孔，小枝紫褐色。后期变粉红色，果实球形，熟后深红色，表面具淡色小斑点。9～10月果实成熟后采收。野山楂的果实采下后即晒干或压成饼状后晒干。现代营养学研究表明，山楂含糖类、蛋白质、脂肪、维生素C、胡萝卜素、淀粉、苹果酸、枸橼酸、钙和铁等物质，具有降血脂、血压、强心和抗心律不齐等作用。

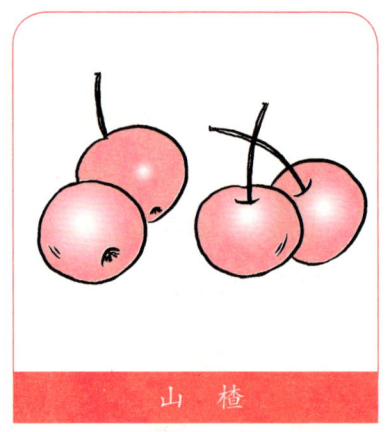

山楂

中医学认为，山楂以果实做药用，味酸、甘，性微温，归脾、胃、肝经，有消食健胃、活血化瘀、收敛止痢之功效。主治饮食积滞、胸痞满、疝气、血淤闭经等症。《本草再新》称其可以治脾虚湿热，消食磨积，利大小便。一般人皆可食用。儿童、老年人、消化不良者尤其适用。

降火食方

山楂核桃茶

【原料】山楂50克，核桃仁150克，白糖适量。

【做法】将山楂、核桃仁用沸水冲泡，加白糖适量即成。

【功效】此茶可防治脾胃之火，补肾润肺、润肠化食，适用于脾胃火盛所致的津液亏损、口干燥渴等。

第九章 脾胃火旺，吃对不花冤枉钱

藕粉山楂糕

【原料】山楂500克，白糖100克，藕粉15克，白糖适量。

【做法】山楂洗净，一剖两半，去掉底部和山楂核；锅里放入250毫升的水，放入山楂，小火煮20分钟至山楂软烂；待山楂稍凉后，将山楂连同剩余的汁水一起放入搅拌机内搅打成山楂果泥；将山楂果泥倒入锅中，加入白糖小火慢慢搅拌，直到果泥变得黏稠冒泡泡；藕粉用少许凉开水融化，然后倒入山楂果泥锅中，小火搅拌至非常黏稠，然后趁热倒入容器内，待冷却后即可切块食用。

【功效】本品有清热凉血、健脾和胃之功效，可用来治疗脾胃火盛所致的热性病症；对热病口渴、咯血、下血者尤为有益，止血而不留瘀，是脾胃热病患者的食疗佳品。

山楂菊花茶

【原料】茵陈、金樱子、草决明、山楂、荷叶各等份。

【做法】将上述中药粉碎成末，每次取3~6克，每日1次，代茶饮。

【功效】本品具有疏肝理气、清热利湿之功效，去脾火的同时还能降脂减肥。

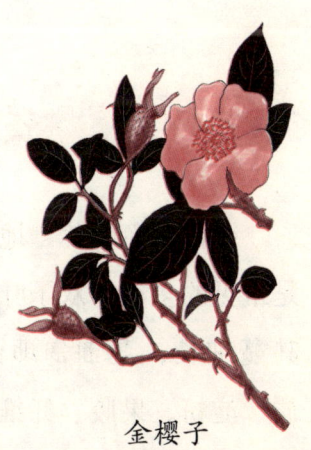

金樱子

食用禁忌

1. 山楂不适合孕妇吃，因为山楂可刺激子宫收缩，有可能诱发流产。
2. 脾胃虚弱者不宜食用。胃酸过多、消化性溃疡和龋病（龋齿

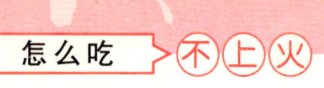

者、消化不良者、心血管疾病患者、癌症患者、肠炎患者及服用滋补药品期间忌服用。

3. 儿童正处于牙齿更替时期,长时间贪食山楂或山楂片、山楂糕,对于牙齿生长不利。所有人食用山楂都不可贪多,而且食用后还要注意及时漱口,以保护牙齿。

4. 山楂具有降血脂的作用,血脂过低的人多食山楂会影响健康。

5. 山楂不能空腹吃。山楂含有大量的有机酸、果酸、山楂酸、枸橼酸等,空腹食用,会使胃酸猛增,对胃黏膜造成不良刺激,使胃发胀满、反酸,若在空腹时食用会增强饥饿感并加重原有的胃痛。

6. 少吃生山楂。生山楂中所含的鞣酸与胃酸结合容易形成胃石,很难消化掉。如果胃石长时间消化不掉就会引起胃溃疡、胃出血甚至胃穿孔。因此,应尽量少吃生的山楂,尤其是胃肠功能弱的人更应该慎食,最好将山楂煮熟后再吃。

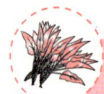 红薯,"长寿少疾"的治热佳品

红薯又名山芋、地瓜、甘薯等,是常见的多年生双子叶植物,草本,其蔓细长,茎匍匐地面。富含蛋白质、淀粉、果胶、纤维素、氨基酸、维生素及多种矿物质,有"长寿食品"之誉。红薯含有丰富的淀粉、维生素、纤维素等人体必需的营养成分,还含有丰富的镁、磷、钙等矿物

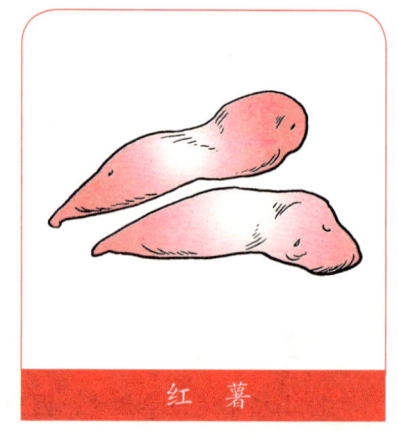

红薯

第九章 脾胃火旺，吃对不花冤枉钱

元素和亚油酸等。这些物质能保持血管弹性，对防治老年习惯性便秘十分有效。遗憾的是，人们大都以为吃红薯会使人发胖而不敢食用。其实恰恰相反，红薯是一种理想的减肥食品，它的热量只有大米的1/3。除供食用外，还可以制糖和酿酒、制酒精。

红薯不仅是健康食品，还是祛病的良药。《本草纲目》记载，红薯有"补虚乏，益气力，健脾胃，强肾阴"的功效。《本草纲目拾遗》说，红薯能补中、和血、暖胃、肥五脏。《金薯传习录》说它有治热泻、治湿热等功效。《陆川本草》也说，红薯能生津止渴，治热病口渴。

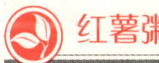

降火食方

红薯粥

【原料】红薯250克，粳米100克，白糖30克。

【做法】将新鲜红薯洗净，连皮切成小块；粳米淘洗干净，用冷水浸泡30分钟，捞出沥干水分；将红薯块和粳米一同放入锅内，加入约1000毫升冷水煮至粥稠，依个人口味的量加入白糖，再煮一二沸即可。

【功效】此粥可健脾养胃，益气通乳，调治湿热黄疸、便秘、大便带血等症，还可调治维生素A缺乏症、夜盲症。

炒红薯玉米粒

【原料】红薯200克，玉米粒100克，枸杞子、青椒粒、精盐、鸡精、胡椒粉、高汤、植物油、淀粉各适量。

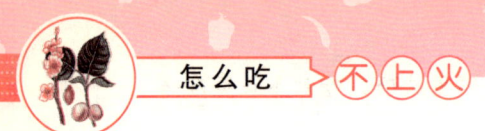

【做法】将红薯洗净去皮，切成同玉米粒大小的方丁，玉米粒洗净用沸水焯一下待用，枸杞子用水发好；锅内倒入植物油，烧至七成热时，放入红薯丁，炸至皮面硬结，起锅捞出沥净油；留底油，下青椒粒和玉米粒略炒，下红薯丁翻炒，加入高汤、精盐、鸡精、胡椒粉至双丁熟后，下枸杞子炒匀，勾芡即可。

【功效】此品具有调中和胃、利小便的功效，可益气生津，调治脾胃生火内热。

红薯银耳羹

【原料】红薯120克，银耳15克，枸杞子、冰糖各适量。

【做法】银耳泡发，洗净、撕小朵备用。红薯去皮、洗净、切小块备用。银耳倒入沙煲，加入适量冷水，大火煮沸，小火炖煮20分钟。加入红薯，继续炖煮15分钟。加入冰糖，炖煮10分钟。炖好的银耳羹盛入碗中，温热食用。

【功效】本品能抑制脂肪，养颜排毒，滋养身体，是最健康的养颜排毒食品。本品还有健脾养胃、清肠排毒的功效。长期食用，还可以润肤去皱紧肤，并有祛除脸部黄褐斑、雀斑的功效。

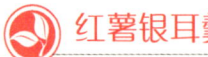

1. 胃溃疡及胃酸过多的患者不宜食用红薯；脾胃虚寒者不宜生食红薯。

2. 红薯含有较多的"气化酶"，食后会产生大量的二氧化碳气体，吃得太多容易导致腹胀、打嗝；另外，红薯所含淀粉丰富，容易刺激胃液分泌，吃多就会引起烧心、腹胀、打嗝、反酸。因此，红薯

第九章 脾胃火旺，吃对不花冤枉钱

一次不要吃得太多，可以和米面搭配着吃，并配以蔬菜或菜汤，可以避免或减轻腹胀等现象。

3.不要食用带有黑斑的红薯和发芽的红薯，以免中毒。

4.红薯不宜与柿子同食。红薯所含淀粉较多，食用后会导致胃酸分泌旺盛；而柿子含有较多鞣酸、果胶等成分，容易在胃酸作用下，在胃内形成胃石，中医学上称为"胃柿石症"。

5.在煮红薯时，应适当地延长蒸煮的时间，这样可使红薯中含有的"气化酶"被破坏掉，吃后就不会出现腹胀、烧心、打嗝、反胃、排气等不适的感觉。

6.烤红薯最好不要连皮吃，因为红薯皮含有较多的生物碱，食用过多会导致胃肠不适。

经常吃黄瓜，清热祛火长精神

黄瓜，也称胡瓜，属葫芦科植物。广泛分布于我国各地，并且为主要的温室产品之一。黄瓜浑身都是宝，黄瓜汁能降火气、排毒养颜，黄瓜皮用来敷在脸上能祛痘。此外，黄瓜把儿含有较多苦味素和葫芦素C，所以建议大家吃黄瓜时，一定不要把黄瓜把儿扔掉。

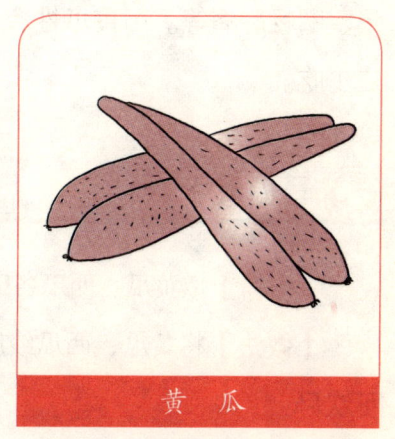

黄瓜

中医学认为，黄瓜性凉，味甘，归肺、胃、大肠经。具有清热止渴、利水消肿、生津止渴之功效。主治身热烦渴、咽喉肿痛、湿热黄疸、小便不利等病症。黄瓜搭配豆腐，可解毒消炎、润燥

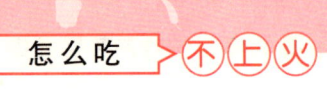 怎么吃 不上火

平火，具有清热利尿、解表解毒、养肺行津、润燥平胃及清热散血等功效，是胃道肠消化功能降低的人的理想食物。

降火食方

凉拌黄瓜

【原料】黄瓜2根，蒜、精盐、麻油、醋、鸡精各适量。

【做法】黄瓜洗干净，剖开，切菱形或其他形状，然后放盐腌制10分钟；蒜头切末，待用；把蒜末放入黄瓜中，倒麻油、醋，加少许鸡精拌匀即成。

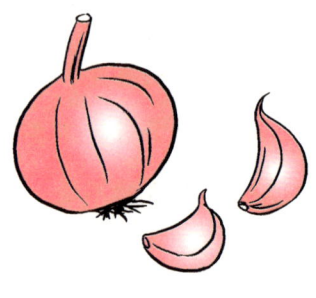

大 蒜

【功效】此品有除热、利水、解毒之功效。适宜热病患者治烦渴、咽喉肿痛等。因黄瓜性凉，脾胃虚弱、腹痛腹泻、肺寒咳嗽者都应少吃。

二瓜蜜汁

【原料】嫩黄瓜、西瓜各500克。

【做法】将黄瓜、西瓜绞压取汁，加入蜂蜜100克，放锅内烧沸即可饮用。

【功效】清热，利尿。可用于调治脾胃火盛、口舌生疮、咽喉肿痛等症。

糖醋黄瓜

【原料】 黄瓜250克，麻油2毫升，醋10毫升，白糖10克。

【做法】 先将黄瓜洗净，切成小段后再去中间的瓤及籽，仅留其皮肉，使呈圆体形态，将糖醋调好，先把黄瓜卷放入浸约30分钟，放上麻油，佐餐食用，酸甜清脆。

【功效】 此品具有清脾胃之热、解毒、止渴、利尿的功效，适用于老年人降火之用，还能辅助治疗高血压、冠心病。

食用禁忌

1. 黄瓜不宜加碱或高热煮后食用。脾胃虚弱、腹痛腹泻、肺寒咳嗽者都应少吃，因黄瓜性凉，胃寒患者食之易致腹痛泄泻。

2. 黄瓜味甘性寒，老年人和小孩、久病体虚者以及脾胃虚弱、腹痛腹泻、肺寒咳嗽者都应少吃；身体健康者也不宜过多食用生黄瓜。

3. 有肝病、心血管病、肠胃病以及高血压的人不宜吃腌黄瓜。

4. 黄瓜不宜与花生同食。黄瓜味甘性寒，而花生多油脂，性寒食物与油脂相遇，会增加其滑利之性，尤其是对于肠胃功能不佳者，可能导致腹泻，所以不宜同食，即使食用也不要多食。

5. 黄瓜不宜与富含维生素C的食物同时食用。黄瓜中含有一种维生素C分解酶，能破坏其他蔬菜中的维生素C。因此，黄瓜不宜与富含维生素C的蔬菜水果，如辣椒、菠菜、番茄、红枣、山楂、柑橘、柚子、草莓等食物同食。

怎么吃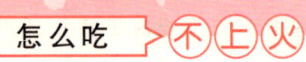

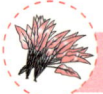 **降脾火，三天不吃菇，身体要受苦**

蘑菇又名洋蘑菇、肉菌、蘑菇菌。蘑菇营养丰富，是高蛋白质、低脂肪食物，富含人体必需的氨基酸、矿物质、维生素和多糖等营养成分。经常食用蘑菇能很好地促进人体对其他食物营养的吸收。此外，从动物实验表明，蘑菇提取液有明显的镇咳、稀化痰液的作用。很适合秋季燥热降火养生之用。

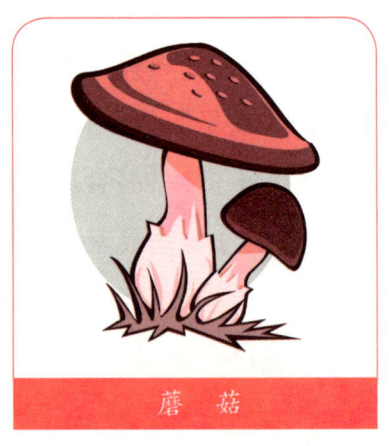

蘑菇

中医学认为，蘑菇性凉，味甘，归肝、胃经。具有消食、清神、平肝阳、补脾益气、润燥化痰之功效。除了降脾火之外，蘑菇还具有抗疲劳、保持身体能量、降低胆固醇、稳定血糖、调节神经肌肉活动、促进神经细胞发育等功效。

降火食方

 蘑菇炖豆腐

【原料】鲜蘑菇50克，嫩豆腐4块，笋片10克，麻油25毫升，酱油15毫升，精盐5克，味精2克，料酒4毫升。

【做法】将豆腐切成小块，放入冷水锅中，加入料酒，用旺火煮15~20分钟，取出控净水；炒锅内投入鲜蘑、笋片，加酱油、精盐、高汤或水，然后放入豆腐，用大火烧开，移小火上慢慢炖约20分钟,再加入麻油、味精出锅,也可勾芡再出锅。

【功效】豆腐味甘、性凉,具有宽中和脾、生津润燥、清热解毒的功效。除了祛火之外,本品还是小儿补钙的黄金搭档。

蘑菇鸡块

【原料】蘑菇、土鸡鸡脯肉各200克,花生仁100克,生姜、香葱各适量。

【做法】将鸡脯肉、蘑菇切成花生仁大小块,入锅小炒;生姜切丁,香葱切段;鸡脯肉、蘑菇先烧熟;再入花生仁、精盐、姜丁、葱段焖烧即成。

【功效】此品具有润肺补脾的功效,适用于肺脾两虚之人食之。

蘑菇心肺汤

【原料】鲜蘑菇150克,猪心、猪肺各200克,葱段、姜丝、精盐各适量。

【做法】将猪心、猪肺洗净,切成小条块,入锅煮,待八成熟,再入洗净之蘑菇和适量精盐、葱段及姜丝,烧至蘑菇熟即可。

【功效】此汤具有滋补脾胃、化痰理气的功效,可用作辅助治疗脾胃虚亏痰咳之病症。

蘑菇炖猪肚

【原料】鲜蘑菇150克,猪肚1只(500~750克),精盐适量。

【做法】将猪肚洗净切片;蘑菇洗净切两半,先炖猪肚,加精盐

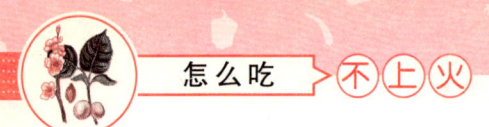

少许，待八成熟，再入蘑菇煮熟即成。

【功效】此品具有补中益胃的功效，适用于脾虚体弱、胃不纳食之人食用。

鲜蘑桃仁

【原料】鲜蘑菇500克，鲜桃仁200克，精盐、料酒、白糖、淀粉、鸡汤、鸡油各适量。

【做法】先将鲜蘑菇根部的皮刮掉，用开水烫一下捞出，用冷水洗净，鲜桃仁去皮洗净，用冷水泡上，并上锅蒸熟；锅内放鸡油和鸡汤，然后加精盐、料酒、白糖，上火烧开，再加鲜蘑菇和鲜桃仁，烧沸后用淀粉勾芡即成。

【功效】本品补脾益气，适用于脾胃虚弱、体弱、便秘者食用。

蘑菇瘦肉汤

【原料】鲜蘑菇、瘦猪肉各100克，花生油、盐、味精各适量。

【做法】将蘑菇、瘦猪肉洗净，切片，放入沙锅中，加入清水适量煮汤，待汤浓、肉熟后，加入花生油、盐、味精调味。可常食。

【功效】本品汤浓肉香，有健脾益肾、护胃养胃之功效。

蘑菇番茄排骨汤

【原料】鲜蘑菇、番茄各120克，猪排骨600克，料酒、盐、味精各适量。

【做法】将排骨洗净，剁成块，加适量料酒、盐腌15分钟；番茄洗净切片待用；蘑菇洗净、切片。锅里加适量水，用大火加热，水开后放入排骨，去浮沫，加料酒，汤煮沸后，改用小火煮30分钟；加入蘑菇片再煮至排骨烂，加入番茄片和食盐，煮开后加入味精即可。

【功效】本品能开胃增食、强壮筋骨、健脾益气。

食用禁忌

1. 鹌鹑肉味甘性平，鹌鹑肉与蘑菇相克。
2. 蘑菇性凉，便泄者慎食；禁食有毒野生蘑菇。

胡萝卜，健脾化滞的"小人参"

胡萝卜，又称甘荀，伞形科，属二年生草本植物。以肉质根做蔬菜食用。肉质根富含蔗糖、葡萄糖、淀粉、胡萝卜素以及钾、钙、磷等。每100克胡萝卜含1.67～12.1毫克胡萝卜素，含量高于番茄5～7倍，食用后经肠胃消化分解成维生素A，可防止夜盲症和呼吸道疾病。胡萝卜味甘，性平。归脾、胃、肺经，具有补血养肝、健脾化滞、补中下气的功效，尤其能改善肝血亏虚引起的视力下降、眼盲症等病症。它是补血和改善肾虚的上好食物。此外，胡萝卜对于食滞引起的消化不良和呃逆也有很好的改善作用。

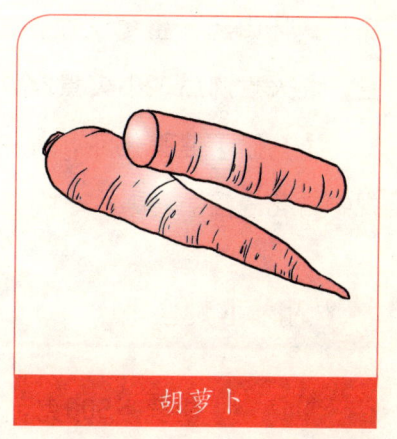

胡萝卜

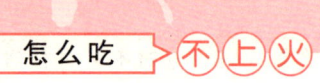

降火食方

胡萝卜粳米粥

【原料】胡萝卜250克,粳米100克。

【做法】胡萝卜洗净切片,与粳米同放锅内共煮粥,调味。

【功效】适用于脾胃虚弱、食欲不振、高血压、夜盲症等。

胡萝卜煲羊肉

【原料】胡萝卜250克,羊肉300克,怀山药30克,生姜20克,蜜枣5个。

【做法】羊肉洗净切块,下油锅用姜少许爆香;胡萝卜洗净,切片;怀山药、蜜枣洗净,与羊肉、生姜一起放入锅内,加清水适量,大火煮沸后,小火煮2个小时调味佐膳。

【功效】健脾化滞,补中益气,适用于气血不足、头晕眼花、视物昏花等症。

胡萝卜炖生鱼

【原料】胡萝卜500克,生鱼1条(约300克),猪瘦肉100克,红枣10枚,陈皮1片。

【做法】将全部用料放入锅内,大火煮沸后,小火煲30分钟,调味佐膳。

【功效】健脾利水。适用于脾胃气虚、

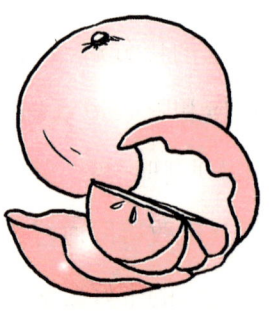

陈 皮

第九章 脾胃火旺，吃对不花冤枉钱

术后体弱、饮食欠佳等症。

食用禁忌

1.酒与胡萝卜同食，会造成大量胡萝卜素与乙醇进入人体，而在肝脏中产生毒素，导致肝病。所以，两者不宜同时食用。

2.白萝卜中的维生素C含量极高，一旦与胡萝卜同煮，胡萝卜中的分解酶会将维生素C破坏掉，丧失殆尽，所以不能将白萝卜和胡萝卜同时煮。

乌鸡，滋阴清热，健脾止泻

乌鸡，又叫乌骨鸡、药鸡，主要因为它的骨骼乌黑而得名。值得一提的是，古代医学在辨别乌鸡优良方面，提出了"但观鸡舌黑者，则肉骨俱黑，入药更良"的方法，可见，骨色和肉色都是黑色的为佳品。中医学认为，乌鸡性平，味甘；具有滋阴清热、补肝益肾、健脾止泻等作用。食用乌鸡，可提高生理功能、延缓衰老、强筋健骨，对防治骨质疏松、佝偻病、妇女缺铁性贫血症等有明显功效。现代营养学研究表明，乌鸡对于各种虚损所引起的头晕、腰痛、失眠、健忘、贫血、月经失调、身体虚弱等病症，有很好的调治疗效。

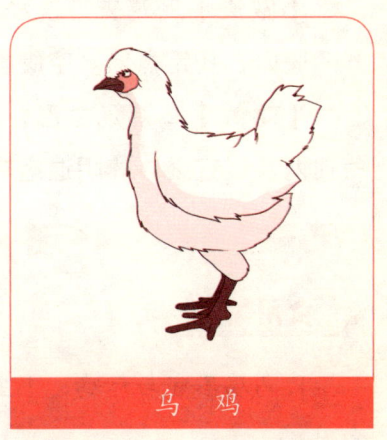

乌鸡

降火食方

 ### 乌鸡天麻汤

【原料】乌鸡1只,天麻20克。

【做法】将天麻用温水浸泡一天后与摘净乌鸡大火烧开,小火慢炖。

【功效】滋阴清热,健脾止泻。常食有助于治疗内热所致的神经衰弱症。

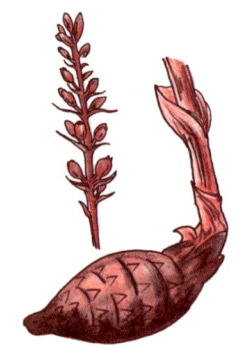

天　麻

 ### 豆蔻乌鸡汤

【原料】乌鸡1只,豆蔻50克,草果2枚。

【做法】乌鸡去杂洗净。将豆蔻、草果分别洗净,略打碎,塞入鸡腹内,扎定煮熟。空腹食之。

【功效】乌鸡汤甘温,补虚损,养阴血,大补气血,对阳虚、气血两亏者宜之,养阴退虚热,用治脾虚滑泄。

食用禁忌

1. 乌鸡不宜与野鸡、甲鱼、鲤鱼、鲫鱼、兔肉、虾、葱、蒜一同食用。

2. 乌鸡与芝麻、菊花同食易中毒。

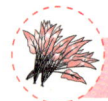 ## 祛除脾胃火,做自己的保健医生

脾开窍于口,其华在唇,脾胃受了火邪首先表现在口唇干燥、

第九章 脾胃火旺，吃对不花冤枉钱

脱皮，甚至有些人口唇干裂出血。中医的治疗方法就是清除脾胃的火邪，一般我们用的是辛凉入脾胃的药食。脾胃有火者不妨试试党参黄米茶、橘花茶、麦芽青皮饮等。

党参黄米茶

【原料】党参25克，粳米（炒焦黄）50克。

【做法】党参、粳米加水1000毫升煎至500毫升即成。隔日1次，代茶饮。

【功效】补中益气，除烦止泻。

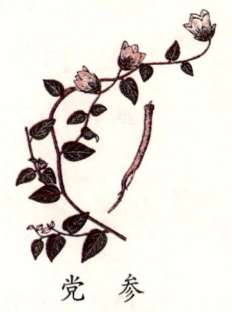

党参

橘花茶

【原料】橘花、红茶末各3~5克。

【做法】上2味，以沸水冲泡10分钟。代茶饮，每日1剂，不拘时温服。

【功效】温中理气，和胃止痛。

麦芽青皮饮

【原料】生麦芽30克，青皮10克。

【做法】将生麦芽与青皮一起加水适量煎煮。去渣取汁，代茶饮。

【功效】疏肝理气，消胀和胃。

车前子茶

【原料】车前子5~10克。

【做法】将车前子放入锅中，加适量水煎煮。煎煮后即可饮用。

【功效】清降脾火，缓解脾火所致的便秘。

土茯苓大枣煎

【原料】大枣、土茯苓各30克。

【做法】以上2味加水煎汤。饮汤，每日2次。

【功效】清热，解毒，凉血。

栀子竹叶饮

【原料】栀子、淡竹叶各适量。

【做法】以上2味加水煎。饮汤，每日2次。

【功效】对脾火表现为上腹不适、口干、口苦、大便干燥有很好的调治作用。

清脾汤

【原料】厚朴120克（姜制炒），乌梅（去仁）、半夏（汤去滑）、青皮、良姜各60克，草果（去皮）30克，甘草（炙）15克。

【做法】上药锉散。每服12克，用水300毫升，加生姜3片，大枣1枚，煎至210毫升，去滓，未发前，并3服。

【功效】温脾化痰，发作有时，先觉伸欠或痰聚胸中，烦满欲呕；亦治胸膈痞闷，心腹胀满，嗳气吞酸。

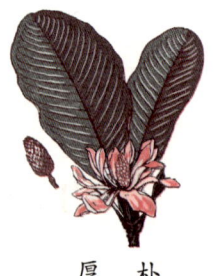

厚朴

二绿茶

【原料】绿萼梅、绿茶各6克。

【做法】上2味，沸水冲泡5分钟即可。每日1剂，不拘时温服即可。

【功效】本饮品有疏肝理气、和胃止痛之功效。

金橘饮

【原料】金橘200克，白蔻仁20克，白糖适量。

【做法】金橘加水用中火煮5分钟，再加入白蔻仁、白糖，用小火略煮片刻即可。每日1剂，或随意食之。

【功效】疏肝解郁，调和脾胃。

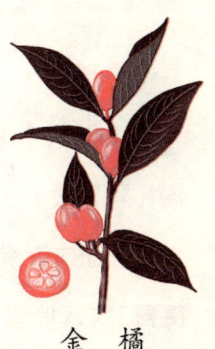

金　橘

消胀开胃茶

【原料】桃核、炒麦芽各10克，紫苏、雨前茶、建神曲各6克。

【做法】将上药先煎好，于汤中加老姜、白糖调味。每日1剂，顿服。

【功效】行气和胃、消食。

茉莉玫瑰茶

【原料】茉莉花、玫瑰花、青茶各6克，陈皮9克。

【做法】上物以沸水冲泡10分钟。每日1剂，不拘时饮用。

【功效】疏肝理脾。

 怎么吃不上火

绿茶蜜饮

【原料】绿茶5克，蜂蜜适量。

【做法】将绿茶放入瓷杯中，以沸水冲泡盖紧浸5分钟，再调入蜂蜜即可饮用。趁热顿服，每日3~4次。

【功效】清热生津，止痢消食。适用于细菌性痢疾。

益胃猪肚散

【原料】猪肚1个，白术200克，升麻100克，石榴皮30克。

【做法】将猪肚洗净，3味药用清水洗净、浸透，装入猪肚内，两端扎紧，放入大沙锅内，加水浸没，慢火煨至猪肚烂透，捞出，取出药物晒干研末，猪肚切丝。 药末以米汤或温开水送服，每次5~10克，每日3次，肚丝佐餐适量食之。

【功效】健脾益胃，升举中气。

温馨提示

给脾胃降火，首先不能暴饮暴食，要注意饮食平衡和清淡。其次，睡觉前尽量不要大吃大喝，更不要吃刺激性大的食物，尽量晚上11时前睡觉。最后，多喝水，一天至少喝6杯，大约1500毫升的水。可以多喝温肺益气的莲子汤加上滋阴降火的银耳，也会很有帮助。

第十章

肺火旺，清肺化痰心别慌

　　肺火主要表现为干咳无痰、痰中带血、咽疼音哑、潮热盗汗等。中医学认为，肺主皮毛，除肺火不妨适当吃一点属性偏凉的食物，如枇杷、柿子、竹笋、茼蒿、白萝卜等，同时多饮水，少吃肉类及巧克力等高热量的食品。这样就能祛肺火，让身体安然无恙。

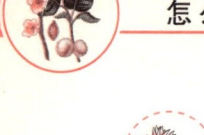 

千保健万保健，吃对枇杷也关键

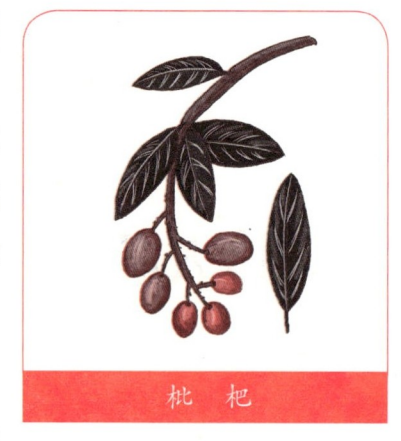

枇杷

枇杷是蔷薇科中的苹果亚科的一个属，为常绿小乔木。又名金丸、芦枝。枇杷与大部分果树不同，在秋天或初冬开花，果子在春天至初夏成熟，比其他水果都早，因此被称是"果木中独备四时之气者"。

枇杷不但味道鲜美，营养丰富，而且有很高的保健价值。中医学认为，枇杷有清肺胃热、降气化痰的功用。其果实有润肺、止咳、止渴的功效。吃枇杷时要剥皮。除了鲜吃外，也有以枇杷肉制成糖水罐头，或以枇杷酿酒。《本草纲目》记载："枇杷能润五脏，滋心肺。"而现代医学研究更证明，枇杷中所含的有机酸，能刺激消化腺分泌，对增进食欲、帮助消化吸收、止渴解暑有相当的作用；枇杷中含有苦杏仁苷，能够润肺止咳、祛痰，治疗各种咳嗽；枇杷果实及叶有抑制流感病毒作用，常吃可以预防四时感冒；枇杷叶可晾干制成茶叶，有泄热下气、和胃降逆之功效，为止呕之良品，可治疗各种呕吐呃逆。

此外，枇杷果：味甘酸、性平；清肺、生津、止渴。枇杷核：味苦、性平，归肺、胃经；祛痰止咳，和胃降逆；主要用于治疗肺热和咳嗽、久咳不愈、咽干口渴及胃气不足等病症。

一般人群均可食用枇杷，肺痿咳嗽、胸闷多痰、劳伤吐血者及坏血病患者尤其适合食用。脾虚泄泻者、糖尿病患者应忌食。

第十章 肺火旺，清肺化痰心别慌

降火食方

枇杷饮

【原料】枇杷核9～15克，生姜3片。

【做法】将枇杷去核捣烂，加生姜3片，水煎，去渣服，早晚各1次。

【功效】润肺止咳，祛痰。适用于肺热所引起的咳嗽。

枇杷叶露

【原料】枇杷叶适量。

【做法】加水炖至30～60毫升。

【功效】具有清肺止咳、润燥解渴、和胃下气之功效，可调治肺有伏热、肺热咳嗽痰多、口渴。

秋梨枇杷蜜

【原料】雪梨5个，枇杷叶、南杏和蜜枣各适量。

【做法】先将5个雪梨切去1/5做盖，再把梨肉和梨心挖去；把枇杷叶、南杏和蜜枣洗净，放进梨内；将所有梨肉和蜜糖拌匀，分放入每个雪梨内，盖上雪梨盖，放在炖盅里，封上砂纸，以小火炖2小时即成。

【功效】有润喉防燥之功效，可用于肺热所致的咳嗽等症。

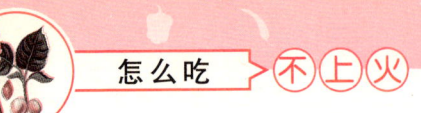

煎枇杷叶

【原料】鲜枇杷叶（拭去毛）、鲜竹叶各15克。

【做法】将以上材料用水煎服。每日2～3次。

【功效】解暑热，治声音嘶哑。

枇杷叶粽子

【原料】枇杷叶适量，糯米250克。

【做法】新鲜枇杷叶去毛洗净，包糯米（清水浸泡一夜）粽子，蒸熟后食用。每日1次，连服3～4日。

【功效】生津，润肺，止咳，预防感冒。用治自汗、冷汗、产后多汗。

食用禁忌

1. 枇杷核仁含有剧毒的氢氰酸，误服使人中毒。轻者呕吐，重者呼吸困难，昏倒，不及时急救会导致死亡，故临床上应加工后才可按量服用。

2. 脾虚腹泻者不宜服用。

3. 枇杷忌与小麦和黄瓜搭配食用。

柿子降火又润肺，身体健康能翻倍

柿子，又名油柿、米果、猴枣、朱果、朱古。柿子的营养

第十章 肺火旺，清肺化痰心别慌

成分十分丰富，与苹果相比，除了锌和铜的含量苹果高于柿子外，其他成分均是柿子占优。此外，柿子还含碘，所以因缺碘引起的地方性甲状腺肿大患者，食用柿子很有帮助。经常食用，对预防碘缺乏也大有好处。

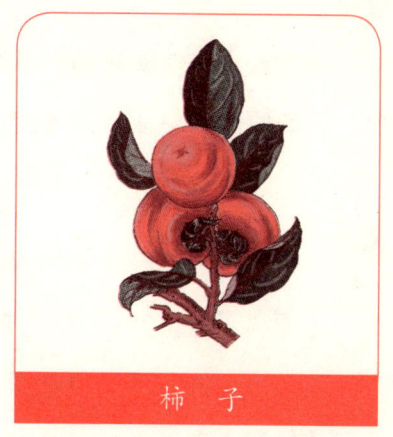

柿子

中医学认为，柿子味甘、涩，性寒，归肺经。具有清热润肺、化痰止咳、清燥火之功效。《本草纲目》中记载："柿乃脾、肺、血分之果也。其味甘而气平，性涩而能收，故有健脾涩肠、治嗽止血之功。"同时，柿饼具有涩肠、润肺、止血、和胃等功效。柿蒂、柿霜、柿叶均可入药。

降火食方

 柿子饮

【原料】柿子100克。

【做法】将柿子煎服或冲开水当茶饮。

【功效】可清热化痰、润燥止咳，多用于清肺燥之火。

柿饼粥

【原料】柿饼3只，粳米100克。

【做法】柿饼去蒂切小块，与粳米同煮粥，用冰糖或白糖调味

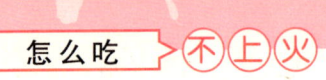

食用。

【功效】有健脾润肺、涩肠止血的作用，可治肺热引起的干咳咯血、久痢便血、小便带血等症。

灯芯柿饼汤

【原料】柿饼2只，灯芯草6克。

【做法】将柿饼、灯芯草同煮汤，加白糖调味食用。

【做法】有清肺热、止血、利尿通淋的作用。适用于肺热所致的小便黄赤短少、血尿等症。

冰糖蒸柿饼

【原料】柿饼3只（去蒂），冰糖适量。

【做法】将柿饼加清水、冰糖，蒸至柿饼绵软后食用。

【做法】有润肺、化痰、止血的作用。适用于痔疮出血、咽痛等症。

 食用禁忌

1. 柿子不宜与酸菜、黑枣同食；食柿子前后不可食醋。

2. 柿子忌和螃蟹、虾等富含蛋白质的食物同食，以免凝结柿石；柿子忌和红薯同食，以免与胃酸起反应，形成柿石；柿子的糖分易被人体吸收，糖尿病患者忌食；柿子果皮和未成熟柿子含更多鞣酸，应忌食。

3. 食柿子应尽量少食柿皮。

第十章 肺火旺，清肺化痰心别慌

4.食柿子后忌饮白酒、热汤，以防患胃柿石症；柿子含单宁，易与铁质结合，妨碍人体对食物中铁质的吸收，所以贫血患者应少吃为好。

5.不要空腹吃柿子，柿子宜在饭后吃；吃柿子的前后1小时内不宜喝牛奶。

6.患有慢性胃炎、消化不良等胃动力障碍及胃大部切除术后的人，不宜吃柿子，因柿子中的鞣酸会加重胃部不适。

清热化痰解便秘，竹笋是菜中珍品

竹笋，又叫竹萌、竹芽、春笋、冬笋、生笋，是竹的幼芽，也称为笋。竹为多年生常绿草本植物，食用部分为初生、嫩肥、短壮的芽或鞭。竹笋是我国传统佳肴，味香质脆，食用和栽培历史极为悠久。距今有2500～3000年的历史。竹笋，在我国自古被当作"菜中珍品"，制作出的菜肴风味独特，竹笋烧肉、竹笋烧鸭、油焖竹笋、竹笋火锅等菜深受广大食客朋友的喜爱和青睐。肥胖和习惯性便秘的人尤为适合，但患有胃溃疡、胃出血、肾炎、肝硬化、肠炎者、尿路结石者、低钙、骨质疏松、佝偻病患者不宜多吃。

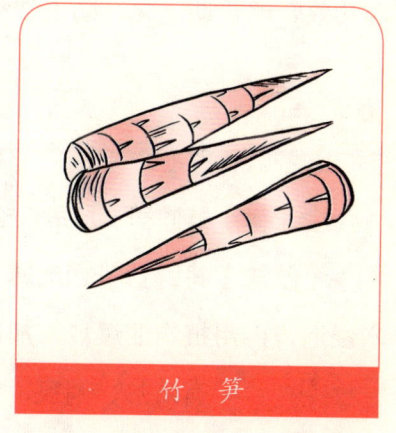
竹笋

中医学认为，竹笋味甘，性微寒，无毒。具有清热消痰、利膈爽胃、消渴益气等功效。

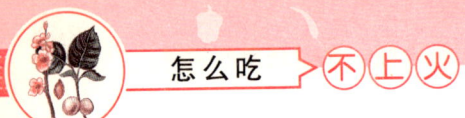

降火食方

香菇春笋汤

【原料】春笋500克,香菇40克,鸡肉130克,油、精盐各适量。

【做法】将香菇泡软,切片;将春笋洗净,切丝,放入锅中烫3分钟,捞起;将洗净的鸡肉切丝,放入锅中稍氽,洗净鸡肉和汤锅。重新注入适量的清水和香菇,大火煮滚,转小火煲30分钟。放入春笋丝,煮至春笋熟。加入适量的精盐调味即可。

【功效】具有清热化痰、益肺和胃、治消渴、利水道、利膈爽胃等功效,能帮助消化、防治便秘等症。

清炒竹笋

【原料】鲜竹笋100克,植物油、精盐各适量。

【做法】将鲜竹笋切成薄片,放入开水中略煮片刻,捞起放入清水浸泡,再用植物油爆炒,加适量精盐调味。佐餐食用。

【功效】有清热、消痰、镇静的功效。适用于小儿痰热惊痫、发热头痛、痰多脘闷、腹脘胀气、妊娠眩晕等症。

食用禁忌

1.竹笋性寒,脾虚肠滑者、年老体弱者、消化不良者、婴幼儿最好忌食;女性月经期间、产后都不宜多吃;且含有较多粗纤维,容易使胃肠道蠕动加快,患有食管静脉曲张、胃溃疡、胃出血、慢性胃肠炎、肾炎、肝硬化的人不宜多吃。

2.竹笋中含有较多的草酸，易与其他食物中的钙质结合成难以溶解的草酸钙，患有泌尿系统疾病和尿道、肾、胆结石等患者不宜多吃；草酸会影响机体对钙的吸收，处于生长发育期的少年儿童及患有低钙、骨质疏松、佝偻病的人不宜多吃。此外，有些人可能对竹笋过敏，食用过多，易诱发哮喘等老年慢性支气管炎疾病、过敏性鼻炎、皮炎等，患有皮肤瘙痒及易过敏者食用时应注意；吃笋应先少量吃点，如果出现过敏，马上停食。

3.竹笋中含有较多的草酸，为减少草酸对人体健康的影响，食用前最好先将竹笋在开水中煮5~10分钟，利用高温分解去掉大部分草酸和涩味，捞出后再配以其他食品烹饪。

茼蒿，润肺补肝，增强记忆力

茼蒿又叫蓬蒿，由于它的花很像野菊，所以又名菊花菜。一年生或二年生草本植物，叶互生，长形羽状分裂，花黄色或白色，瘦果棱，高二三尺，茎叶嫩时可食，亦可入药。茼蒿的根、茎、叶都可食用，含有广泛而丰富的营养，尤其是胡萝卜素和矿物质含量较高。容易为人体消化吸收，对儿童发育成长和老年人胃肠吸收不良均有好处。

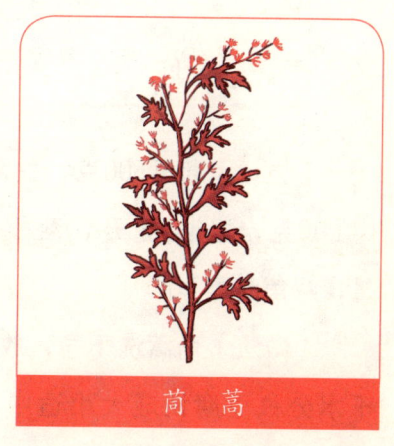

茼蒿

茼蒿性凉，味辛、甘，归肝、肾经。具有化痰止咳、清利头目之功效。中医学认为，茼蒿具有润肺、消痰、止咳的作用。茼蒿的根、茎、叶、花都可入药,有清血、养心、降压、润肺、清痰的功效。可以养心安神,润肺补肝,稳定情绪,防止记忆力减退;此外,茼蒿气味芬芳,可以滋阴润肺,去除肺燥肺热,使人呼吸畅通舒适。茼蒿具特殊香味,幼苗或嫩茎叶供生炒、凉拌、煮汤食用。

降火食方

茼蒿汤

【原料】茼蒿200克,冰糖15克。

【做法】茼蒿加水350毫升,煎15分钟后去渣,加入冰糖融化后备用。每日2次,每次150毫升。

【功效】不但能消痰止咳,还可清肺热、除烦闷。主治痰热咳嗽、心悸怔忡、失眠多梦等症。

茼蒿炖豆腐

【原料】茼蒿500克,豆腐200克,肉100克,酱油5毫升,葱段、盐各适量,八角茴香1个。

【做法】茼蒿洗干净,放在盘里控干水分;豆腐切成大小适中的块,并在热水中焯过;茼蒿切成2厘米长的段;肉切成末,葱切成小段;油锅烧热后,放肉煸炒,爆香后放入豆腐、葱末、大料,并倒入酱油;放入茼蒿一起炒;加入一定量的热水,炖开后即成。

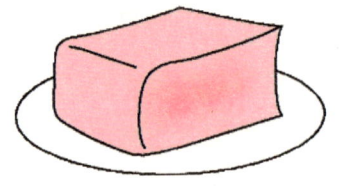

豆 腐

第十章 肺火旺,清肺化痰心别慌

【功效】茼蒿中含有丰富的维生素、胡萝卜素及多种氨基酸,可以清血化痰、润肺补肝、稳定情绪、防止记忆力减退。

食用禁忌

1. 茼蒿辛香滑利,胃虚泄泻者不宜多食。
2. 大便溏薄之人忌食。茼蒿气浊,一次过量易上火。

白萝卜,止咳祛火"蔬中最有利者"

秋季干燥,最大受害者就是我们的肺,再加上烟酒过量,劳倦过度,十人有八人引发肺火。肺火旺盛主要表现在呼吸系统疾病上,咳喘、感冒甚至是肺炎,都是秋季常见疾病。怎么办呢?俗语说,"萝卜白菜保平安",对症下药,入秋白萝卜胜似良药。那白萝卜的"底细"如何呢?

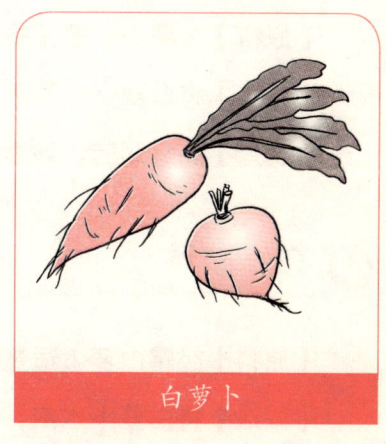

白萝卜

白萝卜,根茎类蔬菜,十字花科萝卜属植物。白萝卜至今种植有千年历史,在饮食和中医食疗领域有广泛应用。白萝卜是一种常见的蔬菜,生食熟食均可,其味略带辛辣味。现代医学研究认为,白萝卜含芥子油、淀粉酶和粗纤维,具有促进消化、增强食欲、加快胃肠道蠕动和止咳化痰的作用。白萝卜为食疗佳品,可以治疗或辅助治疗多种疾病。

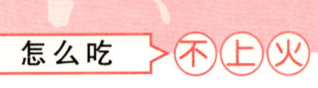 怎么吃不上火

中医学认为，白萝卜味辛、甘，性凉，归肺、胃经，为食疗佳品，可以治疗或辅助治疗多种疾病，《本草纲目》称之为"蔬中最有利者"。所以，白萝卜在临床实践中有一定的药用价值。在养肺方面具有除痰润肺、解毒生津、和中止咳的功效。秋季化痰湿，与鸭肉最为相配，味道绝美。

降火食方

白萝卜荸荠汤

【原料】白萝卜、荸荠各60克。

【做法】将白萝卜、荸荠捣汁，炖热服。

【功效】除痰润肺，解毒生津，用治热咳，咳黄稠痰。

白萝卜饮

【原料】经霜白萝卜适量。

【做法】将白萝卜水煎，代茶饮。

【功效】和中止咳，润肺生津，用治咳嗽，哮喘。

蜂蜜萝卜汁

【原料】白萝卜1个，蜂蜜100克。

【做法】白皮大萝卜洗净，中心挖空，将蜂蜜盛装于内，放入碗内，置锅中隔水蒸熟。

第十章 肺火旺，清肺化痰心别慌

【功效】本品具有清热润肺、止咳化痰的作用，适用于咳嗽、痰多、久咳、痰中带血。

萝卜粥

【原料】鲜萝卜250克，粳米100克，精盐适量。

【做法】鲜萝卜洗净切成小块（或捣成萝卜汁），与粳米同放锅内加适量水煮粥，煮熟后可加少量盐调味食用（最好不放油）。

【功效】具有止咳化痰、消食利膈、止消渴、消膨胀的作用。可治咳喘痰多、胸膈满闷、食积饱胀，对老年人或体弱者慢性气管炎、糖尿病也有较好辅助疗效。

萝卜酸梅汤

【原料】鲜萝卜250克，酸梅2粒。

【做法】鲜萝卜切薄片与酸梅加清水800毫升煎成400毫升，去渣取汁加少许食盐调味饮用。

【功效】此品有宽中行气、化积滞、下气生津、清热化痰的作用。适用于肺热引起的胸闷、烧心、腹胀、胁痛、烦躁、气逆等症。

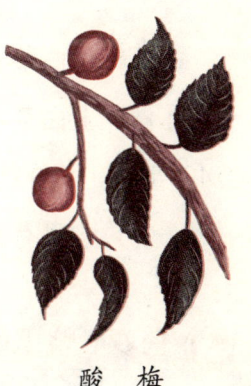

酸　梅

萝卜鲍鱼汤

【原料】鲜萝卜300克（去皮），鲍鱼25克。

【做法】将以上材料煮汤服食。隔日1次，6~7次为1个疗程。

【功效】有滋阴清热、宽中止渴之功效。可清热润燥，还能辅助

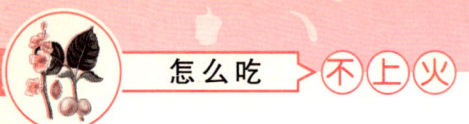

调治糖尿病。

白萝卜煲羊腩汤

【原料】萝卜1个,羊腩500克,生姜3片,精盐少许。

【做法】萝卜与生姜分别用清水洗干净,分别去皮。萝卜切成块状备用。羊腩用清水洗干净,切成块状备用。瓦煲内加入适量清水,先用大火煲至水开,然后放入以上全部材料,改用中火继续煲3小时左右,加入精盐调味即可。

【功效】具有补中益气、健脾消食等功效。还可预防皮肤干燥、皲裂、冻疮等。

白菜萝卜汤

【原料】白菜心500克,白萝卜120克,红糖适量。

【做法】白菜心切成碎末,白萝卜切成薄片,加水800毫升,煮至400毫升,加红糖适量。每次200毫升,一日两次。

【功效】具有清热降火之功效,连服三四日还可治感冒。

白萝卜烧墨鱼

【原料】白萝卜200克,墨鱼300克,红尖椒、绿尖椒、葱末、精盐、味精、色拉油、白糖、淀粉、姜末各适量。

【做法】白萝卜切成菱形块,红、绿尖椒切块,用温油将蔬菜焯一下;墨鱼洗净,用沸水焯一下,捞起后待用;锅内放少许底油,先放葱末、姜末,再下入全部原料和适量高汤一起烧3分钟,调味后勾

第十章 肺火旺，清肺化痰心别慌

芡即可。

【功效】具有消腻、去脂、化痰、止咳等功效，除了用于清热降火之外，因为含有胆碱物质，还能降低血脂、血压，非常利于减肥。

双银汤

【原料】银耳50克，白萝卜200克，鸭汤500毫升。

【做法】将萝卜切丝，银耳撕成瓣儿，放入清淡的鸭汤中小火清炖，注意时间不要过长。

【功效】白萝卜可以清热祛痰，银耳可以补肺气，鸭汤性温，三者结合在一起，是老少皆宜的祛火佳品。

食用禁忌

1. 胃溃疡、十二指肠溃疡、慢性胃炎、单纯甲状腺肿、先兆流产、子宫脱垂等患者忌食。

2. 白萝卜性偏寒凉而利肠，脾虚泄泻者慎食或少食。

3. 服用人参、西洋参时不要同时吃萝卜，以免降低药效，起不到补益作用。

4. 白萝卜不宜与木耳同食，会引发皮炎。

5. 白萝卜不宜与胡萝卜同食。白萝卜助消化，但其活性物质在70℃的高温下便会被破坏，因此最宜生吃；胡萝卜却恰恰相反，最宜熟食，有效成分才能被很好地吸收利用。因此，胡萝卜、白萝卜一起调凉菜或一起炖食的烹调方法，会导致其中一种萝卜的营养价值降低。

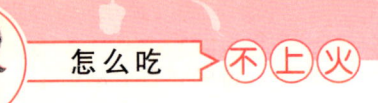

银耳,滋阴润肺的"菌中之冠"

银耳,又叫白木耳、白耳子和雪耳,质量上乘者称作雪耳,因它形似人耳并呈银色而得名。它既是名贵的营养滋补佳品,又是扶正强壮之补药,其药用价值历来与人参、鹿茸齐名,被人们誉为"菌中之冠"、"山珍",银耳也是嫩肤美容、延年益寿之上品。

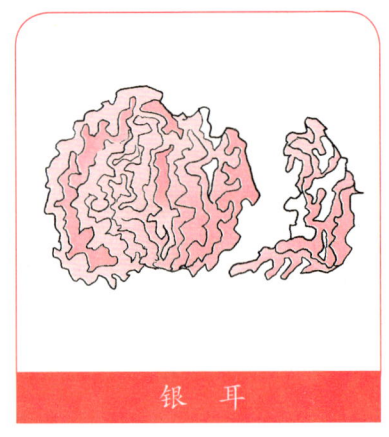

银 耳

中医学认为,银耳性平无毒,既有补脾开胃的功效,又有益气清肠的作用,还可以滋阴润肺。另外,银耳还能增强人体免疫力,以及增强肿瘤患者对放疗、化疗的耐受力,对阴虚火旺不受参茸温补的患者是一种良好的补品。

降火食方

银耳炒肉丝

【原料】银耳9克,瘦猪肉丝150克,酱油10毫升,湿淀粉、油、精盐、味精、姜粉各少许。

【做法】先将银耳用温水泡发,去除黄蒂、杂质,洗净,并撕为小片;肉丝放入湿淀粉、适量酱油、姜粉拌和入味后,放入热油锅炒至八成熟时,加入银耳、沸水、精盐及少许酱油,同时并不断用大火翻炒5分钟即可，起锅时加入味精调味即成。

【功效】滋补润肺、化痰去咳，尤其适宜高血压、高血脂、动脉硬化及肺燥咳嗽者食用。

银耳鸡蛋羹

【原料】银耳5克，鸡蛋1个，冰糖60克，猪油适量。

【做法】将银耳放入盆内，加温水适量，浸泡约30分钟，发透后，择去蒂头，择净杂质，用手将银耳分成片状，然后倒入锅内，加水适量大火烧沸后，移小火上继续煎熬2～3小时，待银耳熟烂为止。将冰糖放入另一锅中，加水适量，置小火上融化成汁，用纱布过滤。将鸡蛋打破取蛋清，加入清水少许，搅匀后，倒入锅中搅拌，待烧沸后，打去浮沫，将糖汁倒入银耳锅内，起锅时，加少许猪油即成。

【功效】能养阴润肺、益气生津、补脑强心、和血止血。

食用禁忌

1. 银耳能清肺热，故外感风寒者忌用。
2. 变质发黄的银耳千万不能食用，以免中毒危及生命。

黑木耳，润肺补气血的"素中之荤"

黑木耳，又称云耳、树耳、黑菜等，因为形似人耳而得名。黑木耳色泽黑褐，质地呈胶质状半透明，薄而有弹性，味道鲜美，营养丰富，可素可荤，其营养价值可与动物性食物相媲美。因此，黑木耳被现代营养学家盛赞为"素中之荤"。

中医学认为，黑木耳口感细嫩，风味特殊。具有补气血、润肺、止血之功效。可用于气虚血亏，肺虚咳嗽，咳血，吐血，衄血，崩漏，高血压病，便秘等。

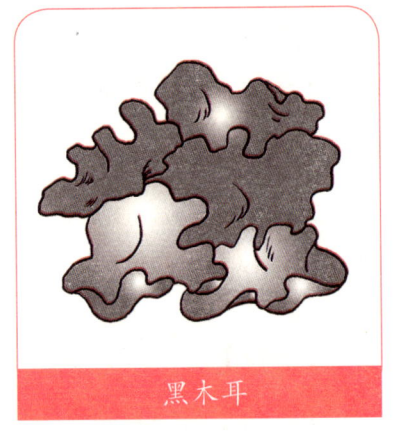

黑木耳

降火食方

黑木耳炖猪大肠

【原料】黑木耳50克，海参25克，猪大肠120克，味精、酱油、精盐各适量。

【做法】将上料用水炖服。

【功效】润燥，利肠，通便。用治老年血虚肠燥。

黑木耳糯米粥

【原料】黑木耳5克，糯米50克，白糖适量。

【做法】将以上材料加水400毫升，用小火煮到米汤稠，熄火盖锅闷5～7分钟。每日清晨起来，空腹温热食用。

【功效】滋阴润肺，补气血。用治气血亏虚，过劳体弱，以及胃阴虚所导致的口干口渴、大便干结。

第十章 肺火旺，清肺化痰心别慌

黑木耳炒嫩藕

【原料】黑木耳、面粉各80克，莲藕250克，青椒15克，植物油400毫升（约耗40毫升），精盐、味精、醋、白糖、湿淀粉、酱油、鲜汤各适量。

【做法】将黑木耳去蒂，洗净，沥干水分；莲藕洗净，切成条；面粉加精盐、味精混匀，将莲藕条投入面粉糊里沾一下，逐条放到油锅里炸，要不断翻动，炸成金黄色，捞出沥油。锅内留底油，放青椒丁煸炒，再放入黑木耳、酱油、白糖、鲜汤烧开，加入醋，用湿淀粉勾芡，淋入熟植物油少许，再把炸好的藕条下锅翻炒几下即可。

【功效】清热生津，益血生肌，补益气血。用治内热所致的失眠、心烦、食欲不振。

食用禁忌

1.黑木耳有活血作用，孕妇和出血性疾病患者不宜食用。

2.不可食用鲜木耳，因为其中含有的毒素可使人中毒。木耳烹调前宜用温水泡发，泡发后仍然紧缩在一起的部分不宜食用。

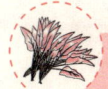 祛除肺火，做自己的保健医生

肺火盛者易咳嗽。由于阴阳失调，失去了正常潜藏功能，而引起"上火"症状。因肺火腠理不固所致恶寒之证。《证治汇补·恶寒章》云："肺火恶寒，肺受火克，毛窍常疏，不能固腠理而洒渐恶寒者，必兼咳嗽咽干，治宜清金润肺。"

麻杏石甘草汤

【原料】麻黄5克,杏仁9克,甘草6克,石膏18克。

【做法】以水7毫升,煮麻黄去上沫,内诸药,煮取2毫升。去渣,温服1升。

【功效】辛凉宣泄,清肺平喘。用于身热不解,咳逆气急,鼻煽,口渴,有汗或无汗,舌苔薄白或黄,脉滑而数者。

二冬清肺饮

【原料】天冬、麦冬各15克,清半夏、橘红、白桔梗、川贝母、杏仁泥各10克,甘草8克。

【做法】加糯米,水煎服。每日1剂,水煎液分2次服用。

【功效】肺虚气逆火郁,上气咳喘,连声不断,胸高肩耸,摇头摆手,衄血。适用于急慢性气管炎、咳嗽吐痰、百日咳、老年喘嗽等。

【禁忌】天冬、麦冬都是很强的补阴药。长期服用会伤阳气。

沙参麦冬饮

【原料】沙参、麦冬各9克,玉竹6克,生甘草3克,冬桑叶、生扁豆、花粉各4.5克。久热久咳者,加地骨皮9克。

【做法】用水1升,煮取400毫升。日服2次。

【功效】滋养肺阴,肃肺止咳。适用于

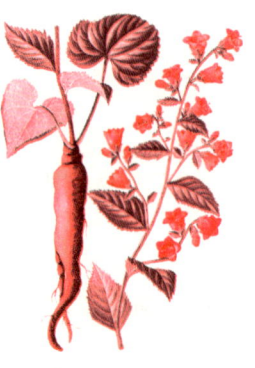

沙 参

第十章 肺火旺，清肺化痰心别慌

咽干口渴、干咳痰少而黏，或发热、脉细数、舌红少苔者。

百合固金汤

【原料】百合20克，生地黄、熟地黄、园参、川贝母、知母各15克。

【做法】水煎服。日服2次。

【功效】滋阴降火、舌质红绛、女子月经不调、男子遗精、性躁善怒、失眠、五心烦热、骨蒸内热、盗汗。

麦门冬汤

【原料】麦冬60克，半夏9克，人参、粳米各6克，甘草4克，大枣12枚。

【做法】上6味药，以水1.2升，煮取600毫升。分3次温服。

【功效】滋养肺胃，降逆和中，可调理胃阴不足，虚火上炎，灼伤肺阴，虚气上逆。

清燥救肺汤

【原料】霜桑叶、杏仁（去皮尖炒）、枇杷叶（刷去毛，涂蜜炙黄）、胡麻仁（炒研）、阿胶各9克，麦冬（去心）10克，石膏12克，人参2克，甘草3克。

【做法】水500毫升，煎成300毫升。痰多加贝母、瓜蒌；血枯加生地黄；热加犀

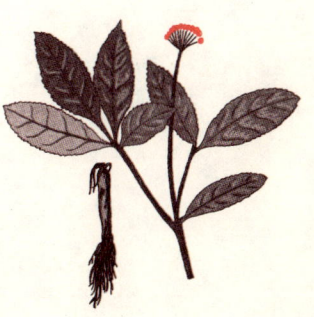

人 参

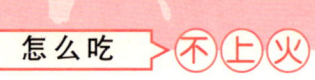 怎么吃不上火

角、羚羊，或加牛黄。频频滚热服。

【功效】轻宣达表，清肺润燥。可调治温燥伤肺、头痛身热。

【禁忌】肺胃虚寒者忌服。

温馨提示

中医学认为，肺主皮毛，不妨吃一点属性偏凉的食物，如白萝卜、白木耳、大白菜、芹菜、菠菜、冬笋、香蕉、梨、苹果、百合、杨桃、枇杷，同时多喝水，少吃肉类及巧克力等热量高的食品。

冬季在注意保暖的同时，室内要保持通风，多食蔬菜水果，但忌食橘子（生热生痰），适当运动，但应避免寒邪侵袭。此外，除肺火也可以用呼吸咳嗽洗肺法，通过呼吸道排出分泌物，增强免疫力。可选择空气新鲜的地方，反复进行吸气呼气，尽量排除肺内气体；另外，每天主动咳嗽几下，能有效清洁肺部。如肺热郁闭，可在医生的指导下服用通宣理肺丸、麻杏石甘汤，阴虚肺热可服用养阴清肺口服液等。

第十一章

肾火聚，滋阴补虚生元气

肾为先天之本，如果出现肾火过旺该怎么吃呢？枸杞子、猪腰、黑芝麻是你降肾火的上上之选。了解它，食用它，就离肾火远了一步，离健康近了一步。

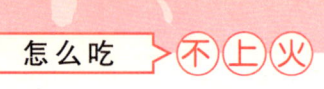 怎么吃不上火

生精润燥止咳，舍"杞"用谁

枸杞又名甘杞子、甘州枸杞子，是茄目茄科枸杞属的植物，果实称枸杞子，嫩叶称枸杞头。枸杞子是名贵的药材和滋补品。根据历史记载，我国枸杞产地可分为三个地区：一是甘肃省张掖（古称甘州）一带，产品称"甘枸杞"；二是宁夏回族自治区的中卫、中宁地区，产品称"西枸杞"，也就是现在所称的"宁夏枸杞子"；三是天津地区，据说是清朝庚子年间从宁夏引种发展起来的，称之"津枸杞"。在诸多产品中，普遍认为以"西枸杞"品质最佳。

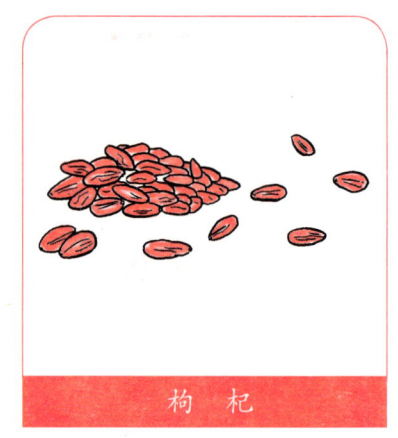

枸杞

药理研究表明，枸杞子有降血脂、降血压、降血糖、防止动脉硬化、保护肝脏、抑制脂肪肝、促进肝细胞再生，以及提高机体免疫功能、抗恶性肿瘤的效果。枸杞子有使血糖降低的功效，血糖过高，会引起身体功能的过度亢进，这就是枸杞子能降火清肝的原理。枸杞子对眼病有良好的补益作用，对肝肾不足所致的视力下降、见风流泪、云翳遮睛、眼花目暗、夜盲雀目、两眼干涩、玻璃体混浊、白内障等有很大益处。另外诸如血虚眩晕、血虚头痛、贫血、心血不足的心悸、失眠、健忘、神经衰弱以及慢性肝炎、高血压病、遗精阳痿、夜间多尿、体虚早衰者，均宜经常服食枸杞子。

中医很早就有"枸杞养生"的说法。《本草纲目》记载："枸杞，补肾生精，养肝……明目安神，令人长寿。"枸杞子味甘性平，归肝、肾、肺经。具有养肝、滋肾、润肺之功效。主治肝肾亏虚、头

第十一章　肾火聚，滋阴补虚生元气

晕目眩、目视不清、腰膝酸软、阳痿遗精、虚劳咳嗽、消渴引饮。具有生精润燥之功效。便滑、外邪实热、脾虚有湿及泄泻者忌服。

降火食方

枸杞食

【原料】枸杞子30克。

【做法】每晚睡前用开水将枸杞子洗净后徐徐嚼服。

【功效】养肝滋肾，可调治老年人夜间口干，服用10天后可见效，老年人尤其适用。

枸杞饮

【原料】枸杞子5～15克。

【做法】将枸杞子煎汤，或入丸、散、膏、酒剂。内服。

【功效】可养肝、润肺，能调治虚劳咳嗽、消渴引饮等症。

枸杞子茶

【原料】红茶1克，枸杞子、白菊花、精盐各10克。

【做法】先将精盐炒热，后加入枸杞子炒至发胀即可筛去精盐，取枸杞子备用。以开水冲泡代茶饮用。

【功效】具有养肝明目、疏风清热之功效。用于视力衰退、目眩、夜盲等症。

怎么吃不上火

> **食用禁忌**

1. 脾虚泄泻之人忌食；感冒发烧期间忌食。南北朝的陶弘景说："补益精气，强盛阴道。离家千里，勿食枸杞。"《本草经疏》云："枸杞子，脾胃薄弱、时时泄泻者忌服。"《本草汇言》云："脾胃有寒痰冷癖者勿入。"《本经逢原》云："元阳气衰，阴虚精滑之人慎用。"

2. 感冒发烧期间忌食。

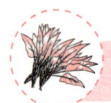 猪腰，肾虚有热者的上好佳食

肾火其实是虚火，常会给人火力壮的假象，其实内在热量并不足。这也是男性最尴尬的上火点了，可能造成遗精、早泄。俗话说，女人吃猪蹄美容，男人吃猪腰固阳。那么，猪腰都有什么功效呢？

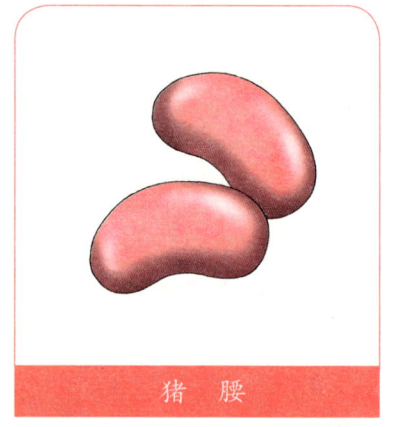

猪腰

猪腰即猪肾，含有蛋白质、脂肪、糖类、钙、磷、铁和维生素等，猪腰具有补肾气、通膀胱、消积滞、止消渴之功效。可用于治疗肾虚腰痛、水肿、耳聋等症。猪腰温补祛火，炒、爆、炸、炝、拌、煲皆可，如"麻油腰花"、"猪腰煮酒"、"涮腰花"等。

中医学认为，猪腰味甘、咸，性平，归肾经；有补肾、强腰、益气的作用。《本草纲目》称："肾虚有热者宜食之。"需要说明的

第十一章 肾火聚，滋阴补虚生元气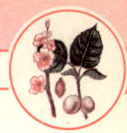

是，肾脏一般不言火旺，一般都是因虚而导致火旺，即我们通常所说的相火旺动。另外，体内毒素太多，而且无法排出体外，淤积在体内，也会影响肾脏功能。

降火食方

鸡蛋猪腰粥

【原料】鸡蛋1个，猪腰1只，糯米60克，精盐、油各适量。

【做法】猪腰去筋膜切片，鸡蛋打碎加入精盐、油拌匀，糯米煮粥，将成时加入鸡蛋、猪腰稍煮即可。可做早晚餐或点心食用。

【功效】补肾强腰。本粥可用于病后体虚、脾肾不足、腰酸腰痛、遗精、盗汗、耳鸣者服用。

杜仲猪腰汤

【原料】猪腰300克，鸡血藤15克，桑寄生、杜仲各30克，枣（干）10克，姜5克，精盐3克。

【做法】杜仲去粗皮；将杜仲、鸡血藤、桑寄生、猪腰、生姜、红枣洗净；猪腰去筋膜，切片；把全部用料一齐放入瓦锅内，加清水适量，大火煮沸后，小火煮1小时，调味即可。

【功效】此汤可调治阴虚火旺的虚证，五心烦热，潮热盗汗，或有反复发作的口腔溃疡等。

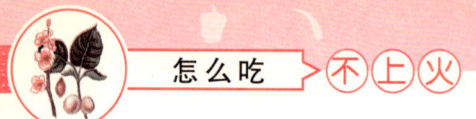

食用禁忌

1. 猪腰中胆固醇含量较高，因此血脂偏高者、高胆固醇者忌食。《随息居饮食谱》云："猪腰诸病皆忌，小儿尤不可食。"

2. 猪腰与白萝卜同食，容易影响消化；猪腰与田螺同食，容易引起腹痛。

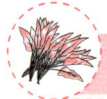 黑芝麻，补肝肾，润五脏，解肠燥

黑芝麻又称胡麻、油麻、巨胜等，为胡麻科脂麻的黑色种子，含有大量的脂肪和蛋白质，还有糖类、维生素A、维生素E、卵磷脂、钙、铁、铬等营养成分，可以做成各种美味的食品。一般人均可食用。黑芝麻呈扁卵圆形，长约3毫米，宽2毫米。表面黑色，平滑或有网状纹。尖端有棕色点状种脐。

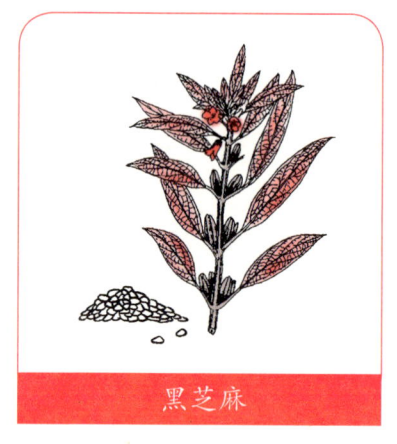

黑芝麻

中医学认为，黑芝麻味甘，性平，归肝、肾、大肠经。具有补肝肾、润五脏、益气力、长肌肉、填脑髓的作用，可用于治疗肝肾精血不足所致的眩晕、须发早白、脱发、腰膝酸软、四肢乏力、步履艰难、五脏虚损、皮燥发枯、肠燥便秘等病症。《本草纲目》称"服（黑芝麻）至百日，能除一切痼疾。一年身面光泽不饥，二年白发返黑，三年齿落更生"，介绍了黑芝麻的神奇功效。适宜肝肾不足所致的眩晕、眼花、视物不清、腰酸腿软、耳鸣耳聋、发枯发落、头发早白之人食用。

第十一章 肾火聚,滋阴补虚生元气

降火食方

黑芝麻桑椹糊

【原料】黑芝麻、桑椹各60克,大米30克,白糖10克。

【做法】将大米、黑芝麻、桑椹分别洗净,一同放入石钵中捣烂,沙锅内放清水3碗,煮沸后放入白糖,再将捣烂的米浆缓缓调入,煮成糊状即可。

【功效】此糊补肝肾、清虚火、祛风湿,常服可治须发早白、虚风眩晕等症。

芝麻木耳茶

【原料】生黑木耳、炒焦黑木耳各30克,炒香黑芝麻15克。

【做法】将以上材料共研末,装瓶备用。每次取5克,沸水冲代茶饮。

【功效】此茶能凉血止血,对血热便血、痢疾下血有食疗作用。

芝麻五味葛根露

【原料】五味子125克,葛根、炒香的黑芝麻、蜂蜜各250克。

【做法】葛根、五味子共入锅内水煎2次,去渣合汁,同炒香的黑芝麻、蜂蜜,共置瓷盆内,加盖,隔水蒸2小时,离火

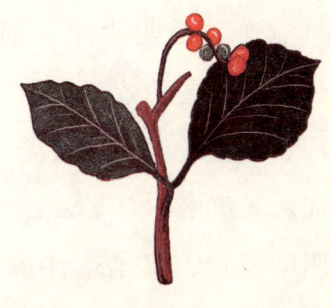

五味子

冷却，装瓶。每日3次，每次服1匙。

【功效】有补肾养心、凉血止血、润燥生津之功。对血热、津枯、便秘的动脉硬化患者，常食有益。

食用禁忌

1. 患有慢性肠炎、便溏腹泻者忌食。

2. 适量食用可滋补肝肾，但不宜多吃，容易上火生疮。忌用维生素E者尤其不能大量食用。

葡萄，肺虚久咳的"水果之神"

葡萄，别名草龙珠、山葫芦、蒲桃、菩提子，属葡萄科植物葡萄的果实，为落叶藤本植物，是世界最古老的植物之一。它有"水果之神"的称号。

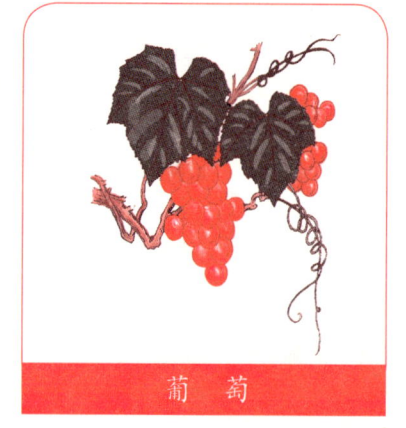

葡萄

中医学认为，葡萄性平，味甘、酸，归肺、脾、肾经。具有补气益血、滋阴生津、强筋健骨、通利小便之功效。主治气血虚弱、肺虚久咳、肝肾阴虚、心悸盗汗、腰腿酸痛、筋骨无力、风湿痹痛、面肢水肿、小便不利等病症。《滇南本草》云："大补气血，舒筋活络，泡酒服之，能治阴阳脱症，又治盗汗虚证。"《随息居饮食谱》也称其可以："补气，滋肾液，益肝阴，强筋骨，止渴，安胎。"

第十一章 肾火聚，滋阴补虚生元气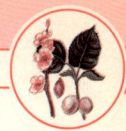

降火食方

葡萄干粥

【原料】粳米100克，葡萄干50克，冰糖适量。

【做法】将葡萄干拣净，用冷水略泡，冲洗干净，粳米淘洗干净，用冷水浸泡半小时，捞出，沥干水分。锅中加入约1200毫升冷水，倒入葡萄干、粳米，先用旺火煮沸，再改用小火熬至粥成，下入白糖调好味，再稍焖片刻即可。

【功效】健脾益肾，强筋健骨，适合腰腿酸痛、筋骨无力者常食。

葡萄香蕉蜂蜜饮

【原料】葡萄10粒，香蕉1个，牛奶50毫升，蜂蜜适量。

【做法】将葡萄去皮；香蕉去皮切块，与牛奶一起打匀，加入蜂蜜即可。

【功效】滋阴生津，润肠通便。适用于防治便秘。

葡萄桑椹粥

【原料】葡萄干、桑椹、生薏苡仁各25克，粳米200克。

【做法】将以上材料同煮成粥，分早晚两次热服。

【功效】滋阴补血，生津润燥。适用于肝肾不足和血虚精亏所致的头晕目眩、腰酸耳鸣、须发早白等，也适用于慢性肾炎初期。

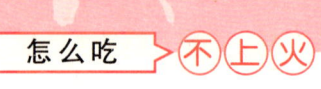 怎么吃 不上火

鲜藕葡萄膏

【原料】鲜莲藕汁、葡萄汁各250毫升，生地黄200克，蜂蜜适量。

【做法】将生地黄发透，再加水煎煮，20分钟取煎液1次，共3次，然后合并煎液，以小火煎熬浓缩至较黏稠时，掺入鲜莲藕汁、葡萄汁，继续熬成膏状，加入1倍量的蜂蜜，煮沸停火，待冷装瓶备用。

【功效】具有清热养阴、凉血之功效，每日2次，每次10毫升。适宜肺虚咳嗽、盗汗之人食用。

食用禁忌

1.食用葡萄后应隔4小时后再吃水产品为宜，以免葡萄中的鞣酸与水产品中的钙质形成难以吸收的物质，影响健康。

2.糖尿病患者、便秘者不宜多吃；脾胃虚寒者不宜多食，多食则令人泄泻。

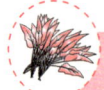 祛除肾火，做自己的保健医生

肾为先天之本，肾火通常都是因为肾虚所致。肾火主要表现为头晕目眩、耳鸣耳聋、牙齿松动或疼痛、傍晚口干、烦热、失眠、盗汗，伴有腰膝酸痛或胫骨痛、足跟痛及遗精等，舌红无苔。降肾火不妨试试顺通茶、灯芯草柿饼汤等。

第十一章　肾火聚，滋阴补虚生元气

顺通茶

【原料】决明子、山楂、陈皮、百合、枸杞子各适量。

【做法】混合后制成袋泡茶。沸水冲泡3分钟即可饮用。每日1次，每次1～2袋，用150～200毫升开水浸泡1～3分钟，连续饮用至汤色淡为止。

【功效】具有润肠通便的作用，对于肾火引起的便秘很有疗效。

灯芯草柿饼汤

【原料】灯芯草6克，柿饼2个，水300毫升。

【做法】将灯芯草、柿饼用水煮，煎至剩100毫升时，加白砂糖适量。温服，柿饼可吃，每日2次。

【功效】有清降肾火、益心脏、清热、利尿之功效。

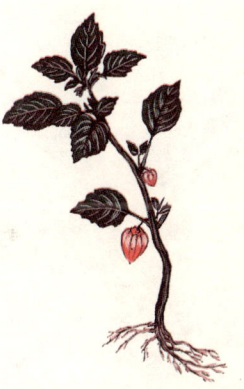

灯芯草

赤小豆粥

【原料】赤小豆50克，粳米100克。

【做法】先将赤小豆煮开，再下粳米共煮为粥，服时加少许红糖。每日2次，早晚服用，有降肾火之功效。

【功效】赤小豆含有较多的皂角苷，可刺激肠道，因此它有良好的利尿作用，能解毒，对心脏病和肾病、水肿有益；还有较多的膳食纤维，具有良好的润肠通便功效，能解肾火引起的便秘等症。

 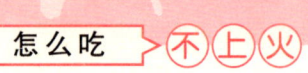

温馨提示

女贞子与墨旱莲两者都味甘性寒,主归肾经。既滋肾阴,又清虚火,还有乌发的作用,久服可治头发早白、脱发等。对于肾火预防,平时可以用枸杞子、地骨皮泡茶饮。

第十二章

对症"祛火",选对中药是关键

　　中医学认为,凡以清解里热、治疗里热证为主的药物,称为清热药。清热药通常性寒凉,通过清热泻火、凉血、解毒及清虚热等不同作用,使里热得以清解。由于发病原因不同,病情变化不同,患者体质各异,故清热祛火药物使用时应辨明热证的虚实,辨证用药。

清热泻火，你该选择这些中药

知母

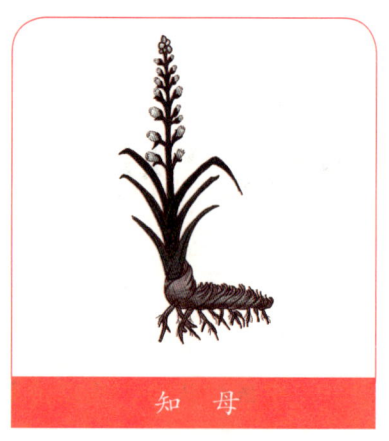
知母

【本药别名】 连母、货母、地参、水参、苦心等。

【性味归经】 味苦、甘，性寒。归肺、胃、肾经。

【功效主治】 清热泻火，滋阴润燥，适用于肠燥便秘、内热消渴、肺热燥咳、热病烦渴等症。

【本药应用】

1. 肠燥便秘：本药有滋阴润燥的功效，配生地黄、玄参、麦冬等，可用于治疗阴虚肠燥便秘症。

2. 肺热燥咳：本药主要归肺经，长于泻肺热、润肺燥，常配贝母用，如二母散（《证治准绳》），用治肺热燥咳；配莱菔子、杏仁，如宁嗽煎（《奇方类编》），可治肺燥久嗽气急。

【用法用量】 用水煎服，6～12克。

【使用注意】 脾虚便溏者忌用。

夏枯草

【本药别名】 麦夏枯、铁色草等。

【性味归经】 味辛、苦，性寒。归肝、胆经。

【功效主治】 清热泻火、明目、散结消肿，适用于治疗目赤肿

第十二章 对症"祛火"，选对中药是关键

痛、头痛眩晕、目珠夜痛、乳痈乳痛等症。

【本药应用】

1. 清肝明目：用于肝热目赤肿痛，及肝阳上亢之头痛、目眩（如高血压病），可配苦丁茶、野菊花。

2. 清热散结：用于乳腺炎、腮腺炎，可配柴胡、赤芍、浙贝母。

【用法用量】 用水煎服，9～15克。或熬膏服。

【使用注意】 脾胃虚弱者慎用。

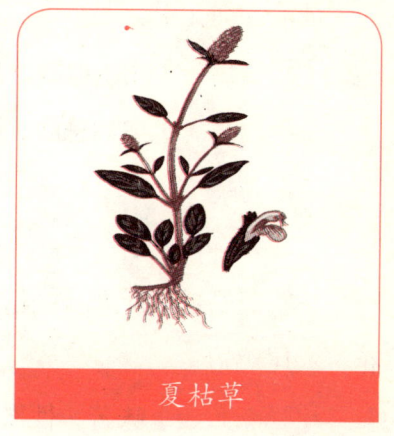

夏枯草

决明子

【本药别名】 草决明、马蹄决明。

【性味归经】 味甘、苦、咸，性微寒。归肝、大肠经。

【功效主治】 生决明子长于清肝热，润肠燥。适用于目赤肿痛、大便秘结。炒决明子的寒泻之性缓和，有平肝养肾的功效。可用于头痛、头晕、青盲内障。

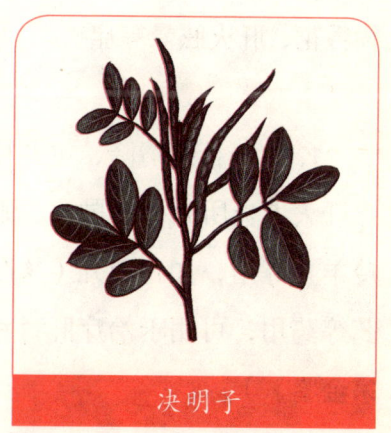

决明子

【本药应用】

1. 肠燥便秘：本药性寒，味甘、苦、咸，有清热、润肠、通便的功效，用于内热肠燥、大便秘结，可与火麻仁、瓜蒌仁等同用。

2. 目赤肿痛：本品有清肝明目的功效，用于治疗肝热目赤肿痛，常配赤芍、黄芩、木贼用，如决明子散（《银海精微》）；配菊

花、青葙子、茺蔚子等，可用于治疗风热上攻头痛目赤，如决明子丸（《证治准绳》）。

【用法用量】用水煎服，10～15克；用于润肠通便，不宜久煎。

【使用注意】孕妇忌服，脾胃虚寒、气血不足者不宜服。

青葙子

【本药别名】野鸡冠花、狼尾花、大尾鸡冠。

【性味归经】味苦，性微寒。归肝经。

【功效主治】清热泻火，明目退翳。适用于肝热目赤、眼生翳膜、视物昏花、肝火眩晕等症。

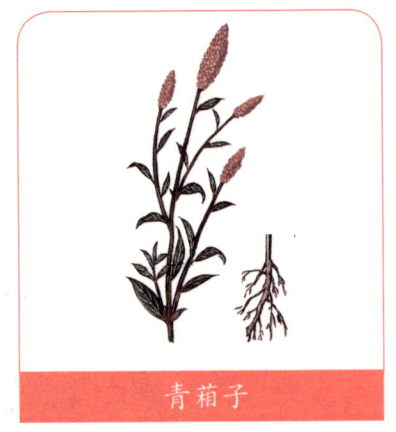

青葙子

【本药应用】

1. 本药苦寒清降，主要用于清泻肝经实火以明目退翳，用于治疗肝火上炎所致目赤肿痛、眼生翳膜、视物昏花等，可配茺蔚子、羚羊角等用，如青葙丸（《医宗金鉴》）；配肉苁蓉、菟丝子、山药等药用，可用于治疗肝肾亏损、目昏干涩，如绿风还清丸（《医宗金鉴》）。

2. 肝火眩晕：取本品清泻肝火以平抑肝阳，常配石决明、栀子、夏枯草等药用，用于治疗肝阳化火所致头痛、眩晕、烦躁不寐。

【用法用量】用水煎服，10～15克。

【使用注意】本品有扩散瞳孔的功效，青光眼患者禁用。

第十二章 对症"祛火",选对中药是关键

清热燥湿,你该选择这些中药

黄芩

【本药别名】腐肠、空肠、印头、条芩、子芩等。

【性味归经】味苦,性寒。归肺、脾、胃、胆、大肠、小肠经。

【功效主治】清热燥湿、泻火解毒、止血、安胎。适用于肺热咳嗽、高热烦渴、湿热痞满、胸闷呕恶、血热吐衄、痈肿疮毒、胎动不安等症。

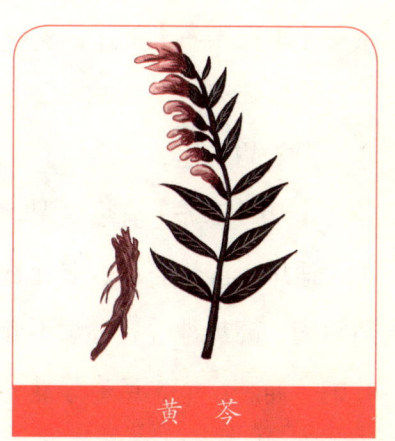
黄芩

【本药应用】

1. 肺热咳嗽,高热烦渴:本药主归肺经,长于清泻肺火及上焦实热,用治肺热壅遏所致咳嗽痰稠,可单用,如清金丸(《丹溪心法》);配法半夏,可治肺热咳嗽痰多,如黄芩半夏丸(《袖珍方大全》);配苦杏仁、苏子、桑白皮,可治肺热咳嗽气喘,如清肺汤(《万病回春》)。

2. 湿热痞满、胸闷呕恶:本药味苦性寒,有清热燥湿,长于清肺、胃、胆及大肠之湿热,尤长于清中上焦湿热。治湿温、暑湿证,湿热阻遏气机而致胸闷恶心呕吐、身热不扬、舌苔黄腻者,常配滑石、白豆蔻、通草等药用,如黄芩滑石汤(《伤寒论》);配干姜、黄连、半夏等,可治湿热中阻,痞满呕吐,如半夏泻心汤(《伤寒论》)。

【用法用量】用水煎服，3~10克。清热多生用，安胎多炒用，清上焦热可酒炙用，止血可炒炭用。

【使用注意】脾胃虚寒者忌用。

黄连

【本药别名】王连、支连。

【性味归经】味苦，性寒。归心、脾、胃、胆、大肠经。

【功效主治】清热燥湿，泻火解毒。适用于湿热痞满、呕吐吞酸、湿热泻痢、高热神昏、心烦不寐、血热吐衄、痈肿疔疮、目赤牙痛、消渴等症。外用可治疗湿疹、湿疮、耳道流脓。

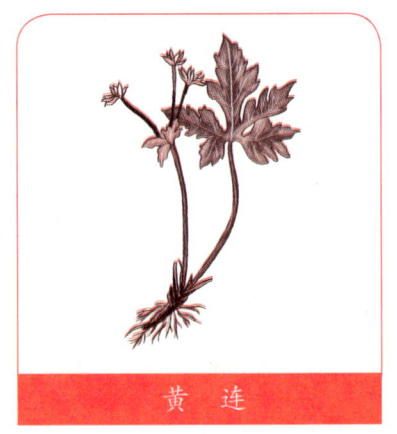
黄连

【本药应用】

心烦不寐、血热吐衄：本药长于清心经实火，可用治心火亢盛所致神昏、烦躁之证。配白芩、白芍、阿胶等药用，可治热盛伤阴，心烦不寐，如黄连阿胶汤（《伤寒论》）；配大黄、黄芩，可治邪火内炽，迫血妄行之吐衄，如泻心汤（《金匮要略》）。

【用法用量】用水煎服，2~5克。外用适量。

【使用注意】脾胃虚寒者忌用，阴虚津伤者慎用。

黄柏

【本药别名】川黄柏、关黄柏。

【性味归经】味苦，性寒。归肾、膀胱、大肠经。

第十二章 对症"祛火",选对中药是关键

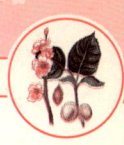

【功效主治】清热燥湿,泻火解毒,除骨蒸。适用于湿热带下、热淋涩痛、湿热泻痢、黄疸、湿热脚气、盗汗、遗精、疮疡肿毒、湿疹瘙痒等。

【本药应用】

1. 湿热脚气:本药有清泻下焦湿热之功,用治湿热下注所致脚气肿痛,常配苍术、牛膝用,如三妙丸(《医学心悟》)。

2. 湿热带下:本药长于清泻下焦湿热。用治湿热下注之带下黄浊臭秽,常配山药、芡实、车前子等药用,如易黄汤(《傅青主女科》)。

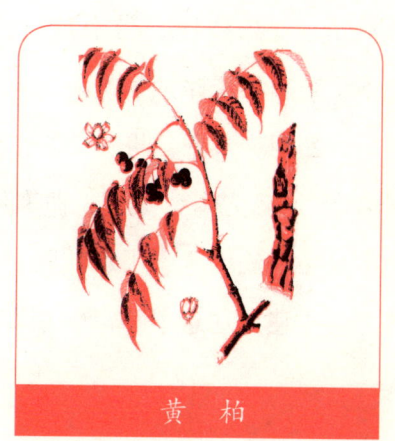

黄柏

【用法用量】用水煎服,3~12克。外用适量。

【使用注意】脾虚泄泻、胃弱食少者忌服。

龙 胆

【本药别名】陵游、草龙胆。

【性味归经】味苦,性寒。归肝、胆经。

【功效主治】清热燥湿,泻肝胆之火。适用于湿热黄疸、阴肿阴痒、带下、湿疹瘙痒、肝火头痛、目赤耳聋、胁痛口苦、惊风抽搐等症。

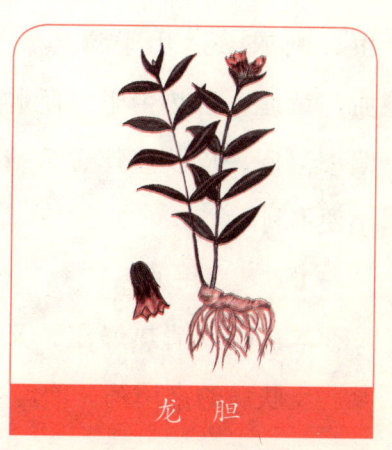

龙胆

【本药应用】

1. 阴肿阴痒、湿热黄疸、带下、湿疹瘙痒：本药苦寒，长于清下焦湿热，常用于治疗下焦湿热所致诸症。配泽泻、木通、车前子等药用，如龙胆泻肝汤（《兰室秘藏》），可治湿热下注所致阴肿阴痒、湿疹瘙痒、带下黄臭；治湿热黄疸，可配苦参用，如苦参丸（《杂病源流犀烛》）。

2. 目赤耳聋、胁痛口苦、肝火头痛：本药长于泻肝胆实火，治以上诸症，多配黄芩、柴胡、栀等药用，如龙胆泻肝汤（《兰室秘藏》）。

【用法用量】用水煎服，3～6克。

【使用注意】脾胃虚寒者忌用，阴虚津伤者慎用。

苦 参

【本药别名】苦骨、川参、牛参、地骨、野槐根、山槐根等。

【性味归经】味苦，性寒。归心、肝、胃、大肠、膀胱经。

【功效主治】清热燥湿，杀虫，利尿。适用于湿热泻痢、便血、黄疸、湿热带下、阴肿阴痒、湿疹湿疮、皮肤瘙痒、疥癣、湿热小便不利。

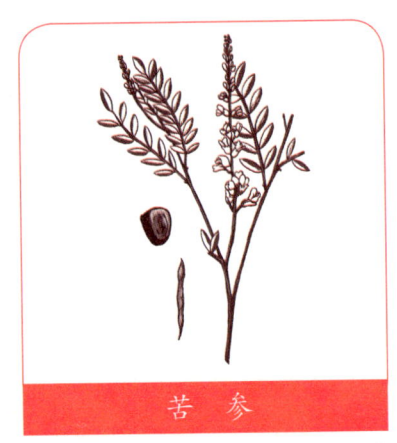

苦 参

【本药应用】

本药既能清热燥湿，又能杀虫止痒，为治湿热所致带下证及某些皮肤病的常用药。治湿疹、湿疮，单用煎水外洗有效，或配黄

第十二章 对症"祛火",选对中药是关键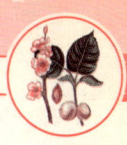

柏、蛇床子煎水外洗;治皮肤瘙痒,可配皂角、荆芥等药用,如参角丸(《鸡峰普济方》);配防风、蝉蜕、荆芥等药用,可治风疹瘙痒,如消风散(《外科正宗》);配蛇床子、鹤虱等药用,如榻痒汤(《外科正宗》),可治湿热带下、阴肿阴痒。

【用法用量】用水煎服,5~10克。外用适量。

【使用注意】本药反藜芦,脾胃虚寒者忌用。

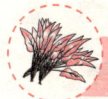 清热解毒,你该选择这些中药

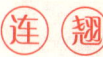 连翘

【本药别名】旱连子、大翘子。

【性味归经】味苦,性微寒。归肺、心、小肠经。

【功效主治】清热解毒,消肿散结,疏散风热。适用于痈肿疮毒、风热外感、温病初起、热淋涩痛。

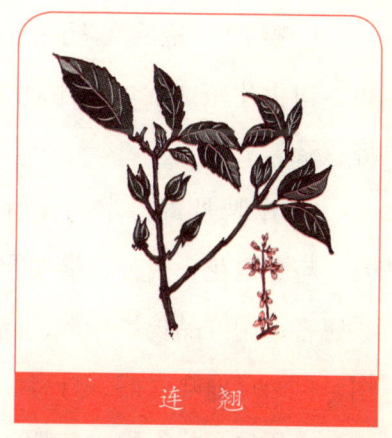
连翘

【本药应用】

1. 热淋涩痛:本药苦寒通降,兼有清心利尿之功,配以车前子、白茅根、竹叶、木通等药,用治湿热壅滞所致之小便不利或淋沥涩痛,如如圣散(《杂病源流犀烛》)。

2. 风热外感、温病初起:本药长于清心火,散上焦风热,常与薄荷、金银花、牛蒡子等同用,治疗风热外感或湿病初起、头痛发热、口渴咽痛,如银翘散(《温病条辨》)。

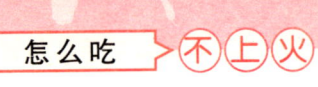

【用法用量】用水煎服，6～15克。

【使用注意】脾胃虚寒及气虚脓清者忌用。

大青叶

【本药别名】板蓝根叶、蓝腚叶。

【性味归经】味苦，性寒。归心、胃经。

【功效主治】清热解毒，凉血消斑。适用于湿毒发斑、喉痹口疮、痄腮丹毒。

【本药应用】

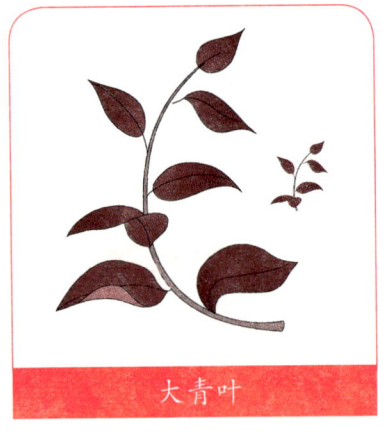

大青叶

1. 喉痹口疮：本药能清心胃实火，用治心胃火盛、咽喉肿痛、口舌生疮之症，与生地黄、大黄、升麻同用，如大青汤（《圣济总录》）。

2. 痄腮丹毒：本药善解瘟疫时毒，有解毒利咽、凉血消肿之效。与金银花、大黄、拳参同用，用治瘟毒上攻，发热头痛，痄腮，喉痹者；用鲜品捣烂外敷，或与蒲公英、紫花地丁、蚤休等药配伍使用，可治疗血热毒盛、丹毒红肿之症。

【用法用量】用水煎服，干品9～15克，鲜品30～60克。外用适量。

【使用注意】脾胃虚寒者忌用。

板蓝根

【本药别名】靛青根、蓝靛根、大青根。

【性味归经】味苦，性寒。归心、胃经。

第十二章 对症"祛火"，选对中药是关键

【功效主治】清热解毒，凉血，利咽。适用于治疗外感发热、温病初起、咽喉肿痛、痄腮、丹毒、痈肿疮毒等。

【本药应用】

1. 咽喉肿痛、外感发热、温病初起：本药长于清解实热火毒，有类似于大青叶的清热解毒之功，而更以解毒利咽散结见长。与玄参、马勃、牛蒡子同用，可治风热上攻、咽喉肿痛；单味使用，或与金银花、荆芥等疏散风热药同用，可治疗外感风热或温病初起、发热头痛、咽痛。

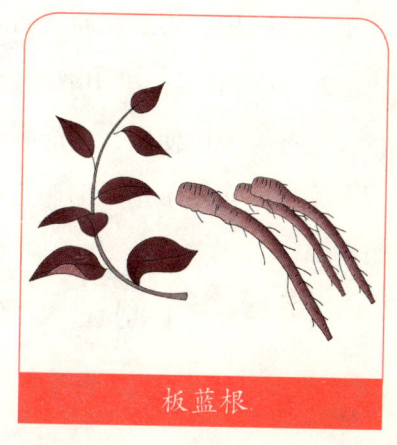

板蓝根

2. 丹毒、痈肿疮毒、痄腮：本药有清热解毒、凉血消肿之功，主治多种瘟疫热毒之症。配伍玄参、牛蒡子、连翘等，如普济消毒饮（《东垣试效方》），用治丹毒、痄腮、头面红肿、咽喉不利。

【用法用量】用水煎服，9～15克。

【使用注意】脾胃虚寒者慎用，体虚而无实火热毒者忌服。

蒲公英

【本药别名】蒲公草、尿床草等。

【性味归经】味苦、甘，性寒。归肝、胃经。

【功效主治】清热解毒，消肿散结，利湿通淋，清肝明目。适用于痈肿疔肿、乳痈内痈、热淋涩痛、湿热黄疸。

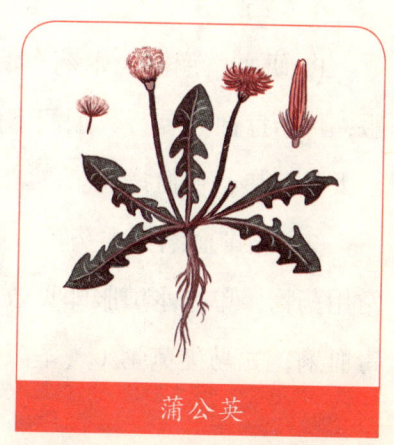

蒲公英

【本药应用】

1. 乳痈内痈：本药为清热解毒、消痈散结之佳品，单用本品浓煎内服，或以鲜品捣汁内服，渣敷患处，也可与全瓜蒌、金银花、牛蒡子等药同用，用治乳痈肿痛。

2. 清肝明目：单用取汁点眼，或浓煎内服；亦可与菊花、夏枯草、黄芩等配伍使用，用治肝火上炎引起的目赤肿痛。

【用法用量】用水煎服，9～15克。外用鲜品适量，捣敷或煎汤熏洗患处。

【使用注意】药量过大可致缓泻。

马齿苋

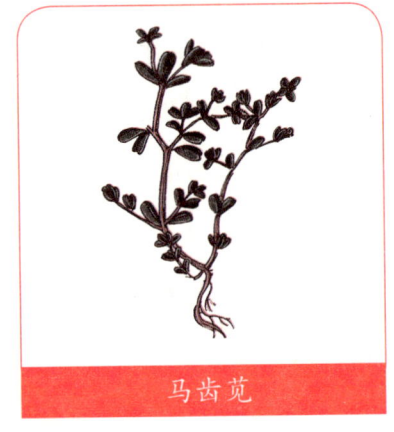

马齿苋

【本药别名】马蜂菜、长寿菜。

【性味归经】味酸，性寒。归肝、大肠经。

【功效主治】清热解毒，凉血止血，止痢。适用于热毒血痢、热毒疮疡、崩漏、便血。

【本药应用】

1. 便血、崩漏：本药有清热凉血、收敛止血之效。单味药捣汁服，可治疗血热妄行，崩漏下血；与地榆、凤尾草、槐角等同用，用治大肠湿热，便血痔血。

2. 热毒血痢：本药具有清热解毒、凉血止痢之功，为治痢疾的常用药物，单用水煎服即见效。亦可与粳米煮粥，空腹食用，治疗热毒血痢，如马齿苋粥（《圣惠方》）。

第十二章 对症"祛火",选对中药是关键

【用法用量】用水煎服,9～15克,鲜品30～60克。外用适量,捣敷患处。

【使用注意】脾胃虚寒、肠滑作泄者忌服。

清热凉血,你该选择这些中药

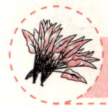

赤芍

【本药别名】木赤芍、赤芍药、红赤药。

【性味归经】味苦,性微寒。归肝经。

【功效主治】清热凉血,散瘀止痛。适用于温毒发斑、血热吐衄、目赤肿痛、痈肿疮疡、肝郁胁痛、经闭痛经、跌打损伤等。

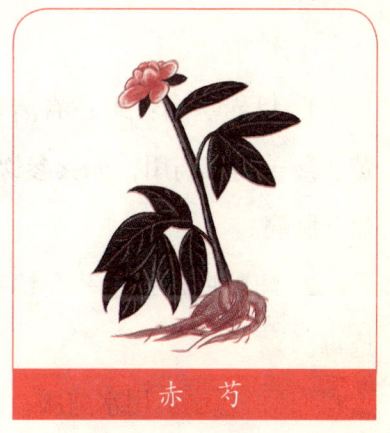

赤芍

【本药应用】

1. 经闭经痛:本药有活血散瘀止痛之功,配当归、川芎、延胡索等药用,如少腹逐瘀汤(《医林改错》),可治疗血滞经闭、痛经。

2. 肝郁胁痛:本药配柴胡、牡丹皮等药用,如赤芍药散(《博济方》),可治肝郁血滞之胁痛。

【用法用量】用水煎服,6～12克。

【使用注意】本品反藜芦;血寒经闭者忌用。

玄参

【本药别名】元参、黑参。

【性味归经】味甘、苦、咸,性微寒。归肺、胃、肾经。

【功效主治】清热凉血,泻火解毒,滋阴。适用于温毒发斑、热病伤阴、津伤便秘、止赤咽痛、瘰疬、白喉、痈肿疮毒。

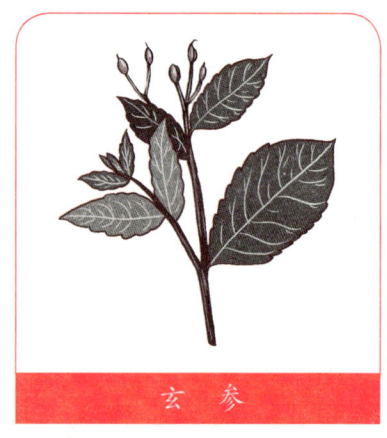

玄参

【本药应用】

1. 目赤咽痛:本药有清热凉血、泻火解毒的功效,配栀子、大黄、羚羊角等药用,如玄参饮(《审视瑶函》),可治疗肝经热盛、目赤肿痛。

2. 痈肿疮毒:本药配银花、连翘、蒲公英等药用,可治疗痈肿疮毒。

【用法用量】用水煎服,10～15克。

【使用注意】本药反藜芦;脾胃虚寒、食少便溏者不宜服用。

牡丹皮

【本药别名】牡丹根皮、丹皮。

【性味归经】味苦、辛,性微寒。归心、肝、肾经。

【功效主治】清热凉血,活血祛瘀。适用于血热吐衄、血滞经闭、痛经、跌打损伤、阴虚发热、温病伤

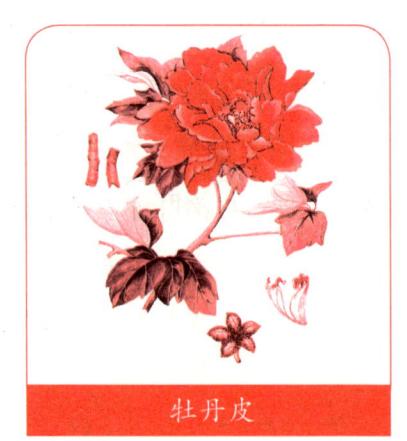

牡丹皮

第十二章 对症"祛火",选对中药是关键

阴、痈肿疮毒等。

【本药应用】

1. 阴虚发热、温病伤阴、无汗骨蒸:本药入血分而长于清透阴分伏热,为治无汗骨蒸之要药,配鳖甲、知母、生地黄等药用,如青蒿鳖鱼汤(《温病条辨》),治疗温病伤阴、阴虚发热、无汗骨蒸等。

2. 血滞经闭、跌打损伤、痛经:本药有活血祛瘀之功,配桃仁、川芎、桂枝等药用,如桂枝茯苓丸(《金匮要略》),治疗血滞经闭、痛经;与红花、乳香、没药等配伍,如牡丹皮散(《证治准绳》),可治跌打伤痛。

【用法用量】用水煎服,6~12克。活血祛瘀宜酒炙用,清热凉血宜生用。

【使用注意】月经过月、血虚有寒及孕妇忌用。

生地黄

【本药别名】生地。

【性味归经】味甘、苦,性寒。归心、肝、肾经。

【功效主治】清热凉血,养阴生津。适用于阴虚血热、津伤口渴、内热消渴、肠燥便秘等症。

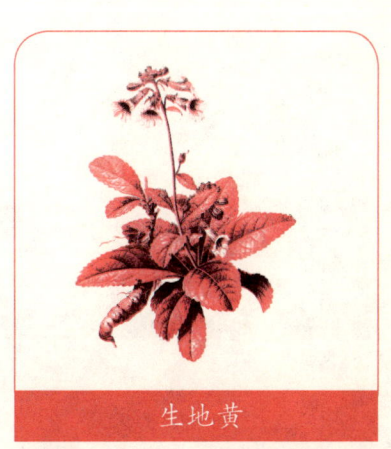
生地黄

【本药应用】

1. 内热消渴、肠燥便秘:本药有清热养阴、生津止渴的功效,配沙参、麦冬、玉竹等药用,如益胃汤(《温病条辨》),用治烦渴多饮;配玄参、麦冬用,如增液汤(《温病条辨》),可治温病津伤、肠燥便秘。

2. 阴虚内热、潮热骨蒸：本药入肾经而滋阴降火，养阴津而泄伏热。配知母、地骨皮用，如地黄膏（《古今医统》），可治阴虚内热、潮热骨蒸。

【用法用量】用水煎服，10～15克。鲜品用量加倍，或以鲜品捣汁入药。

【使用注意】脾虚湿滞、腹满便溏者忌用。

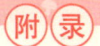 

附 录 小小穴位是个宝，清热祛火离不了

附　录

小小穴位是个宝，清热祛火离不了

疏通气血保健康，人体穴位是我们每个人随身携带的药囊，它内连五脏六腑，外连筋骨皮毛，源源不断地将气血运往人体的各个部位，维持生命的正常运行。通过刺激特定的穴位，就能激活我们天然的自愈潜能，体内积滞的毒素很快被排出，达到不药而愈的效果。因此，针对"五种火"，尽管表现各异，但都可以通过精准取穴、恰当按摩祛火降灾，做到手到火降。

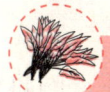 手到火除，特效穴位祛心火

预防、祛除心火，不管什么原因引起的，不管是不是在夏季，首先想到利用大陵穴，可配合使用劳宫、外关这几个穴位解决。心火偏重的人、容易上火的人，平日里要多按摩这几个穴位，不要拘泥于时间和形式。大陵是心包经的原穴和腧穴，有很强的清心泻火之功效。

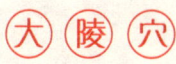

位置：在腕掌横纹的中点处，掌长肌腱与桡侧腕屈肌腱之间。

怎么吃不上火

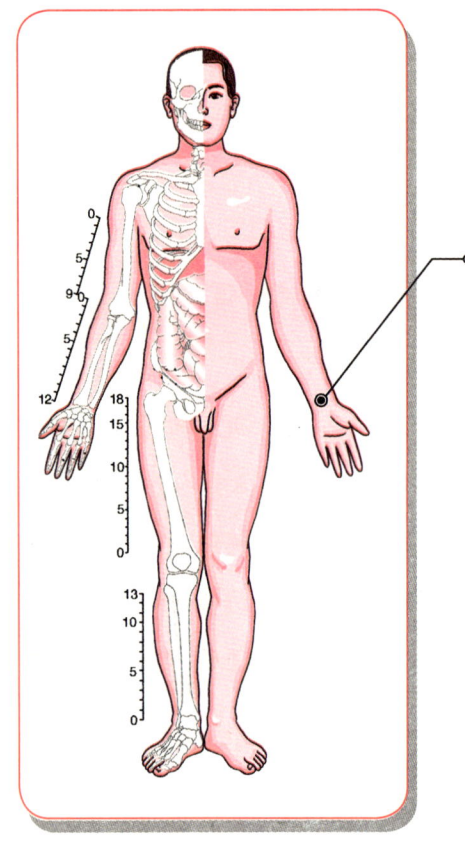

大陵穴 于手臂与手掌连线处取穴，最靠近手掌的横纹中点处即是。

功效：降胃火、祛心火、提升胃动力。主治心痛，心悸，胸胁痛，喜笑悲恐。配劳宫治心绞痛、失眠；配外关、支沟治腹痛、便秘。脾胃不和、消化不良，肠胃不佳的朋友可通过刺激本穴达到降胃火祛心火、改善脾胃功能的目的。

手法：直刺0.3～0.5寸（1寸=3.33厘米），不宜过深，避免损伤正中神经。艾条温灸10～15分钟；用拇指指尖垂直掐按本穴，每次1~3分钟，早晚左右手各1次。

劳宫穴

位置：在手掌心，第2、3掌骨之间偏于第3掌骨，握拳屈指时中指尖处。

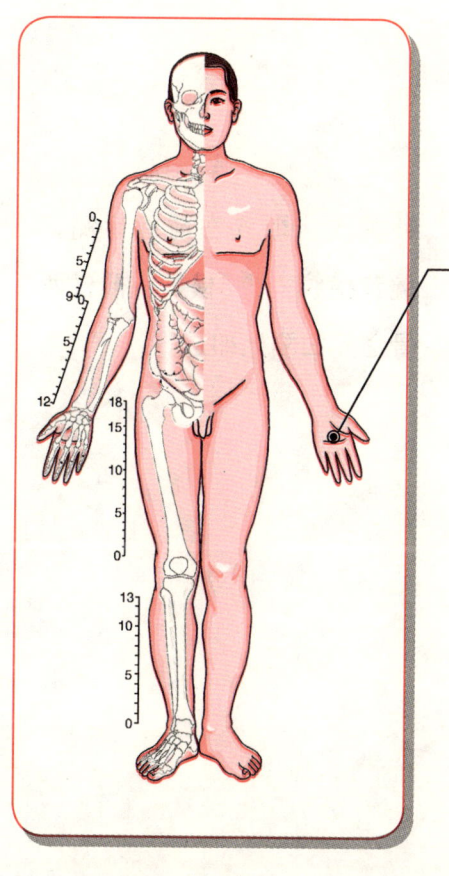

劳宫穴 取穴时握拳屈指，中指指尖所指掌心处，按压有酸胀感即是。

功效：清心泻热，开窍醒神，消肿止痒。主治昏迷、晕厥、中暑、呕吐、心痛、癫狂、痫症、口舌生疮、口臭、鹅掌风等。

手法：两手劳宫穴处夹住一核桃之类的球形硬物，使其在本穴上来回旋转按摩，每次1~3分钟。艾条灸3~5分钟；直刺0.3~0.5寸。针刺时较痛，年老体弱者及孕妇慎用。

外关穴

位置：在前臂背侧，阳池与肘尖的连线上，腕背横纹上2寸，尺骨与桡骨之间。

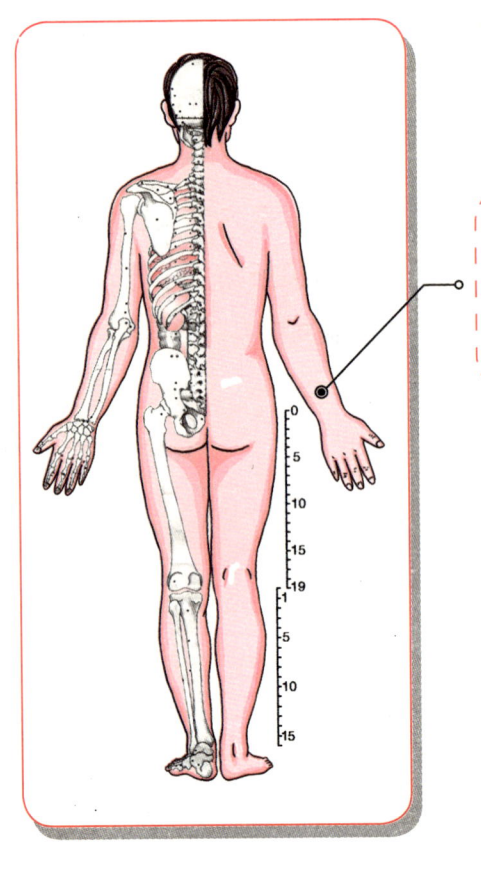

外关穴 取穴在前臂背侧，腕背横纹向上3横指，前臂两骨之间凹陷处即是。

功效：通经活络，清热解表。主治头痛、颊痛、目赤肿痛、耳鸣、耳聋等头面五官疾患及热病。临床常用于治疗偏头痛、高热、落枕等。

手法：直刺0.5～1寸。临床常用于治疗偏头痛、高热、神经性耳聋；用拇指指尖点揉本穴，每次1~3分钟，早晚各1次，每天坚持按摩。

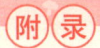 

手到火除，特效穴位祛肝火

冬季气候干燥，人们容易上火，嘴还易起皮或起泡。如何祛火呢？人们除了吃些祛火的食物外，还可通过穴位按摩达到祛火的目的。中医学认为，常进行穴位按摩，可达到护肝降火、保健养生的作用。肝火旺盛的人群平时可经常按摩以下两大养生穴位来疏通肝经、益气活血。

太 冲 穴

位置：在足背侧，第1、2跖骨间隙的后方凹陷处。

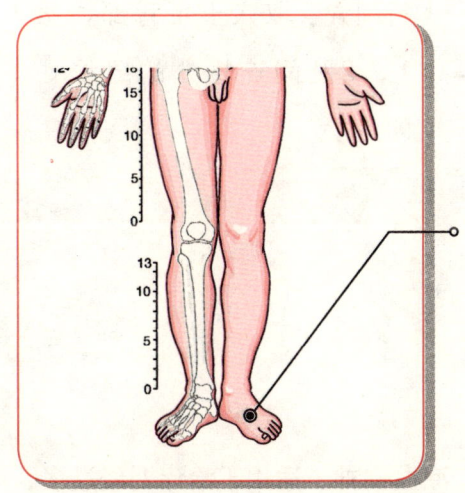

太冲穴 取穴于足背侧，从第1、2足趾间沿第1跖骨内侧向小腿方向触摸，摸到凹陷处即是。

功效：疏肝养血，平肝泄热，清利下焦。主治头痛，眩晕，疝气，月经不调，遗尿，小儿惊风，目赤肿痛，癫狂，痫证，胁痛，腹胀，黄疸，呕逆等。

手法：寒则补之灸之，热则泻针出气。在按摩太冲穴前，先用热水泡脚约10分钟，然后用大拇指从下向上推揉3分钟即可；直刺0.5~0.8寸；可灸。

行间穴

位置：在足背侧，第1、2趾间，趾蹼缘的后方赤白肉际处。

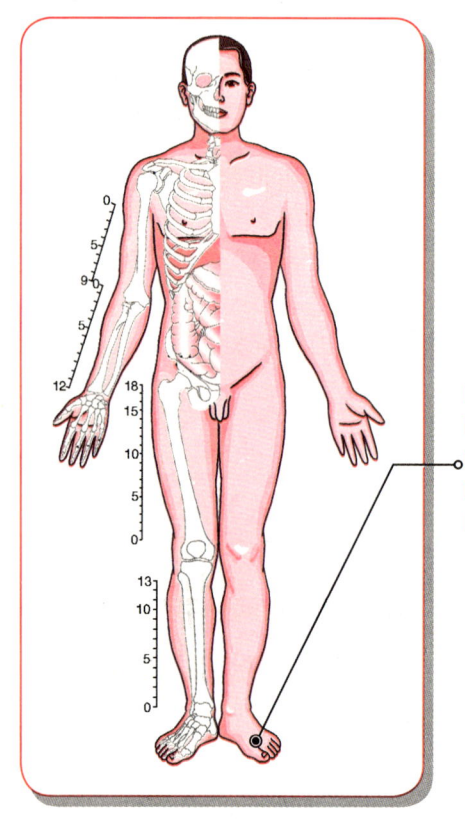

行间穴 取穴于足背部，第1、2趾间连接处的缝纹处即是。

功效：清肝泻热，活络息风，凉血安神。适用于治疗月经过多，闭经，痛经，白带，阴痛，遗尿，淋证，疝气，胸胁满痛，呃逆，咳嗽，头通，眩晕，目赤肿痛，中风，失眠，口歪，下肢内侧痛等。

手法：用一只足踩着另一足的行间穴，做环状按摩，每次1~3分钟；直刺0.5~0.8寸；可灸。

附录　小小穴位是个宝，清热祛火离不了

手到火除，特效穴位祛脾胃火

养生理论中有"秋来伏不去，祛湿养脾胃"的说法，因此，立秋过后，人们仍需祛湿调养脾胃，预防胃肠疾病，既是对夏季损耗的弥补，也是冬季储存体能、积蓄热量的需要。祛湿养脾常按三大养生穴位。

立秋过后终伏期间按摩丰隆、脾俞、足三里等养生穴位，可让脾胃功能强壮起来。

丰隆穴

位置：位于人体的小腿前外侧，外踝尖上8寸，条口穴外，距胫骨前缘2横指（中指）。

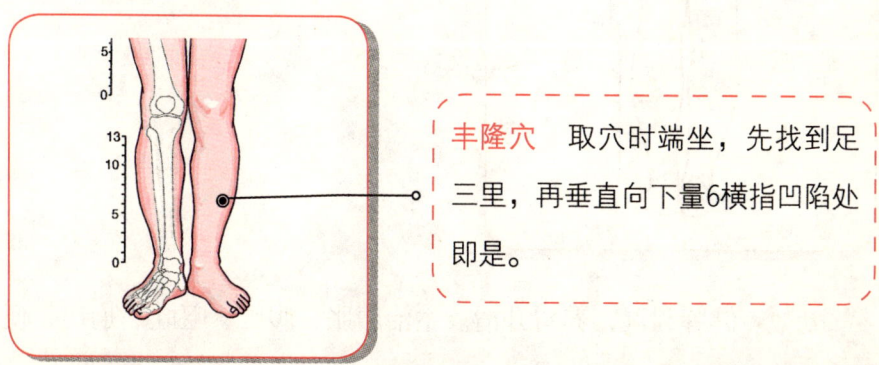

丰隆穴　取穴时端坐，先找到足三里，再垂直向下量6横指凹陷处即是。

功效：和脾胃、化痰湿、清神志。主治热病、咳嗽、痰多、胸闷、眩晕等症。配风池治眩晕，配膻中、肺俞治痰多咳嗽。

手法：每天按100次，不失为一种祛湿养脾胃的好办法。直刺1~1.5寸，艾炷灸5~7壮，艾条灸5~15分钟。

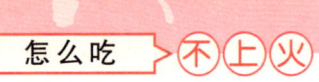

脾俞穴

位置：第11胸椎棘突下，旁开1.5寸。

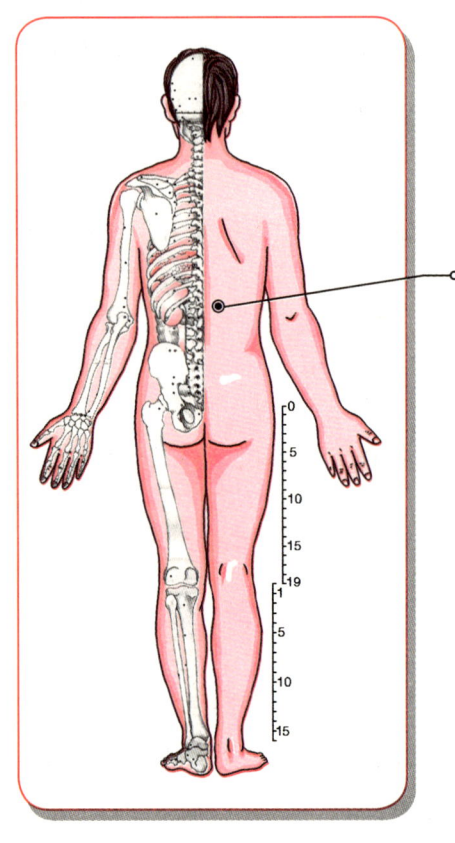

脾俞穴 取穴于背部，从颈后第1胸椎数至第11胸椎，在其下缘旁开2横指处即是。

功效：健脾利湿，养胃升清。主治腹胀、腹泻、呕吐、痢疾、便血等消化系统疾病。

手法：两手按揉或用按摩槌敲击刺激本穴，每次1~3分钟。斜刺0.5~0.8寸。不宜深刺，以防造成气胸或刺伤肝脏。

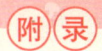 附录 小小穴位是个宝，清热祛火离不了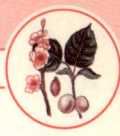

足三里穴

位置：在小腿前外侧，犊鼻下3寸，距胫骨前缘一横指（中指）。

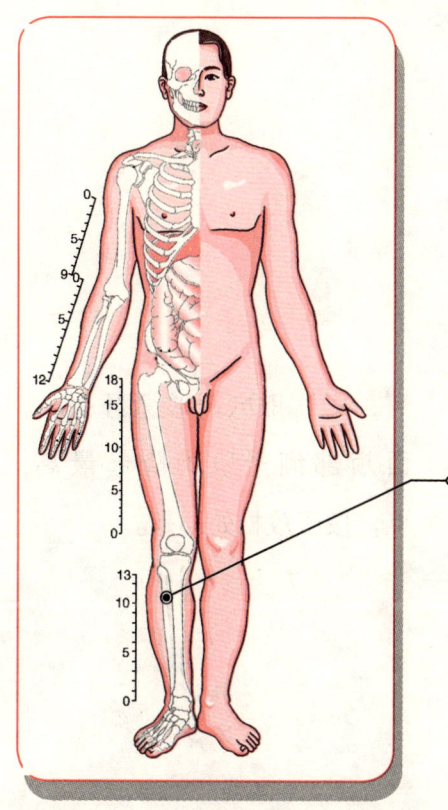

足三里穴 取穴时站直弯腰，同侧虎口围住髌骨上外缘，其余四指向下，中指指尖处即是。

功效：具有调理脾胃、补中益气、通经活络、疏风化湿、扶正祛邪之功效。主治胃痛、呕吐、腹胀、泄泻、便秘、下肢痹痛、水肿、脚气。配中脘，梁丘治胃痛；配内关治呕吐；配气海治腹胀。

手法：直刺1~2寸。每天按100次，不失为一种祛湿养脾胃的好办法。

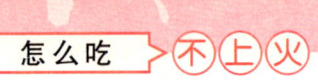

颊车穴

位置：在面颊部，下颌角前上方约1横指（中指），咀嚼时咬肌隆起，按之凹陷处。

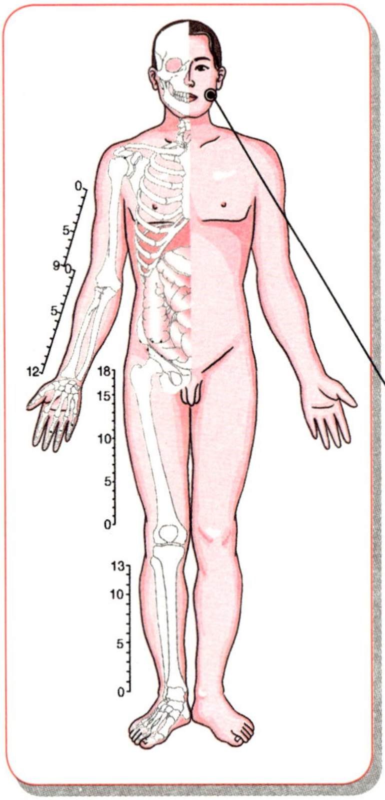

颊车穴 取穴时咬紧牙关，面颊部绷紧肌肉隆起最高点，按压放松处即是。

功效：通络，祛风，清热。主治齿痛、牙关不利、颊肿、口角歪斜等病症。

手法：用中指指腹压在咬肌隆起处揉按，揉至有酸楚感为佳。直刺0.3~0.5寸，或平刺0.5~1寸。可向地仓穴透刺。

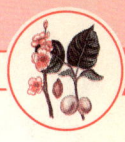

附录 小小穴位是个宝,清热祛火离不了

内庭穴

位置:是足阳明胃经的荥穴,在足背第2、3跖骨接合部前方凹陷处。

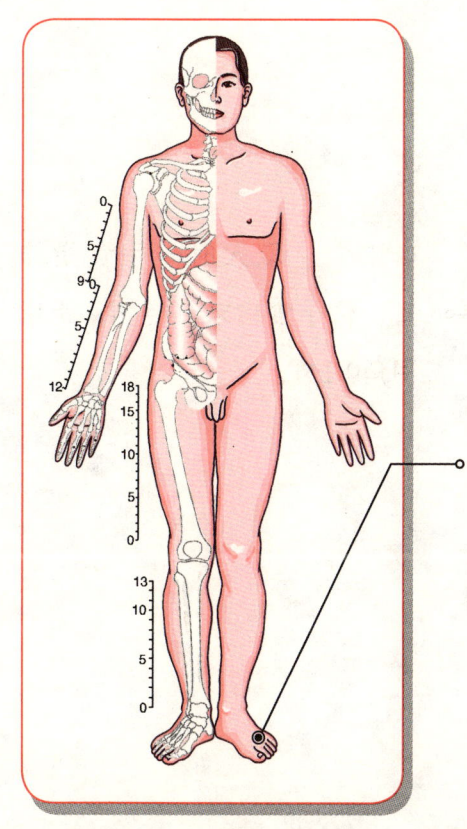

内庭穴 在足背部取穴,第2、3足趾之间,皮肤颜色深浅交界处即是。

功效:清胃热,化积滞。主治热病、便秘、齿痛、咽喉肿痛、腹胀、足背肿痛。配合谷治牙痛,配地仓、颊车治口歪。

手法:用拇指指腹按压本穴,每次1~3分钟,直刺或斜刺0.5~0.8寸。一般不灸。

商阳穴

位置： 位于人体的手食指桡侧指甲角旁0.1寸。

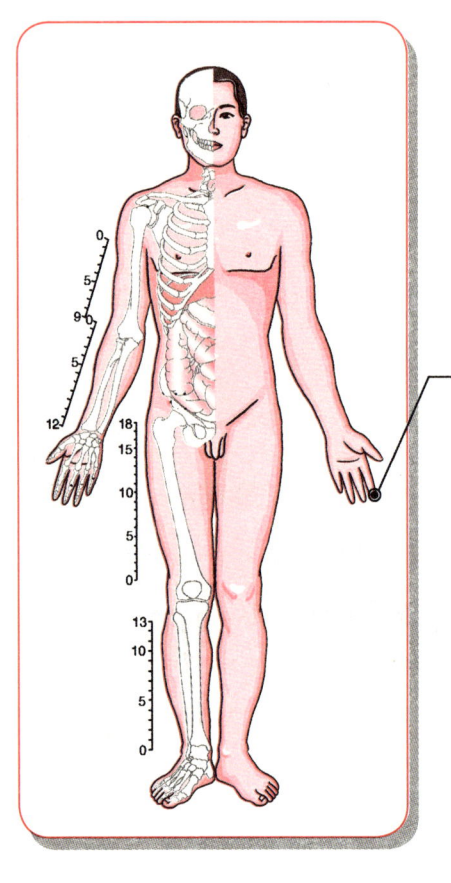

商阳穴 取穴时一手食指伸直，位于食指末节桡侧，距指甲角0.1寸。

功效： 苏厥开窍，清热解表，健脾和胃。主要治疗齿痛、热病、昏迷、咽喉肿痛、手指麻木等疾病。

手法： 用一手拇指与示指轻挥另一手示指，用力捏揉本穴，每次左右手各1~3分钟。浅刺0.1寸，或点刺出血。寒则点刺出血（血必淡、色必暗），热则摇孔出气，无见其血。

附录 小小穴位是个宝，清热祛火离不了

合谷穴

位置：在手背，第1、2掌骨间，第2掌骨桡侧的中点处。

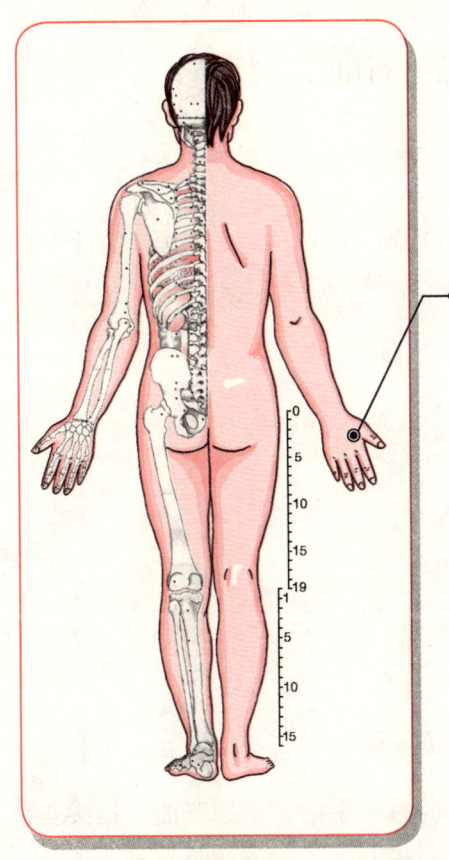

合谷穴 取穴时，以一手的拇指指间关节横纹，放在另一手拇指、示指之间的指蹼缘上，拇指尖下即是。

功效：清热解表，镇静止痛，通经活络。热病无汗，多汗，头痛，目赤肿痛，鼻出血，牙痛，牙关紧闭，口眼歪斜，腹痛，便秘。配少商治咽喉痛；配太冲治目赤肿痛；配太阳治头痛。

手法：用拇指指腹垂直按压本穴，每次1~3分钟。直刺0.5~0.8寸，局部酸胀，可扩散至肘、肩、面部。艾炷灸或温针灸5~9壮，艾条灸10~20分钟。

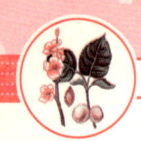 怎么吃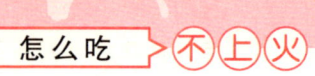

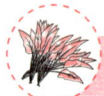 手到火除，特效穴位祛肺火

肺火可以有咯血、咳嗽、黄痰等症状，调理肺火，除了饮食之外，还可以采用按摩的方法进行调治，所用的穴位如下：

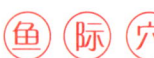

位置：在手拇指本节（第1掌指关节）后凹陷处，约第1掌骨中心桡侧，赤白肉际处。

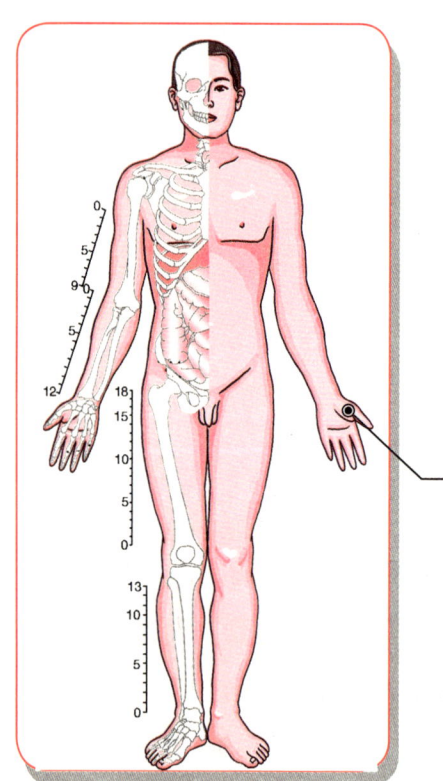

鱼际穴 取穴时，用一手轻握另一手指，拇指弯曲，指尖垂直向下，按揉第一掌骨中点，赤白肉际处即是。

功效：泻热开窍、回阳救逆、利咽镇痉。主治虚热、舌黄、身热头痛、恶风寒、伤寒汗不出、喉干、呕血。

小小穴位是个宝，清热祛火离不了

手法：用拇指按压本穴，感觉有酸胀感时，稍微等待，或两手相互揉搓，至发热，每天坚持按摩。直刺0.2～0.5寸，禁灸。

尺泽穴

位置：位于人体的手臂肘部，在肘横纹中，肱二头肌桡侧凹陷处。

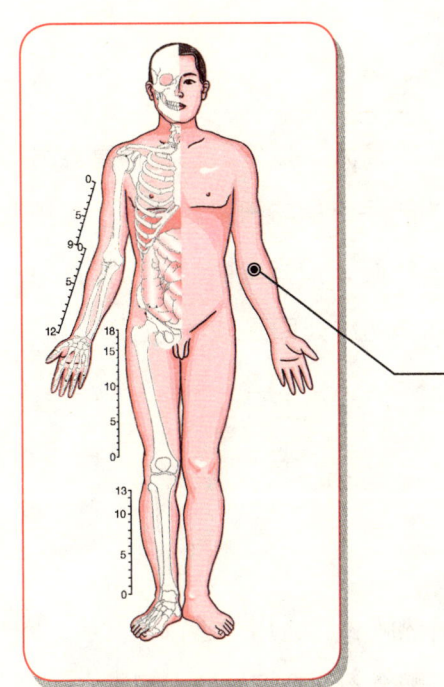

尺泽穴 取穴时正坐，将手臂上举，手心向上，在手臂内侧中央处有粗腱，腱的外侧即是。

功效：有清宣肺气、泻火降逆之功效。主治咳嗽、喘息、气逆、咯血、善呕、潮热、消渴。

手法：弯曲拇指，以指腹按压本穴，每次左右手各按压1～3分钟。寒弯则点刺出血或灸之补之（灸胜补），热则凉药水，针或泻针出气。直刺0.5～0.8寸，或点刺出血，可灸。针感酸麻胀向前臂桡侧及拇指放散。

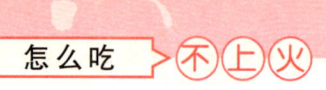

少商穴

位置： 在手指拇指末节桡侧，指甲根角侧上方0.1寸。

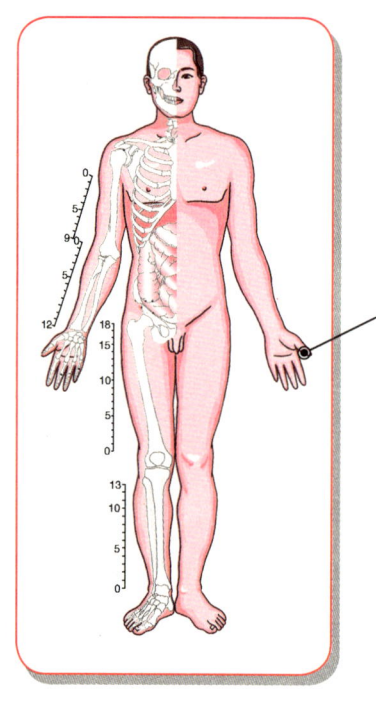

少商穴　取穴时拇指伸直，另一手示指与拇指轻握一手拇指指腹，拇指弯曲掐按拇指指甲角边缘处即是。

功效： 通咽利喉，利湿开窍，清热解表。适用于感冒，发热，昏迷，癫狂，咽喉肿痛，咳嗽，鼻衄。配合谷治咽喉肿痛，配中二中治昏迷、发热。

手法： 用拇指指尖轻轻掐按本穴，至无痛反应，每天坚持按摩。浅刺0.1寸，或点刺出血。不宜灸。

附录 小小穴位是个宝,清热祛火离不了

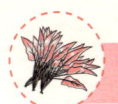 手到火除,特效穴位祛肾火

按摩涌泉穴、太溪穴、三阴交穴等不但可以去肾火、调养肾脏的功效,还可以起到调节血糖的作用。

涌泉穴

位置:位于足前部凹陷处第2、3趾趾缝纹头端与足跟连线的前1/3处,为全身腧穴的最下部,乃是肾经的首穴。

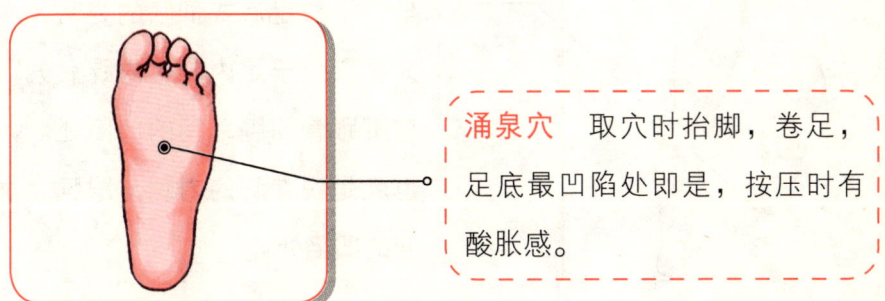

涌泉穴 取穴时抬脚,卷足,足底最凹陷处即是,按压时有酸胀感。

功效:滋阴益肾,苏厥开窍,平肝息风。主治肾精引起的精力减退、倦怠感、晕眩、焦躁、怕冷症、肾脏病等。

手法:盘腿端坐,赤足,用左手拇指按压右足涌泉穴(足底前1/3凹陷处),左旋按压30次,右旋按压30次,然后用右手拇指按压左足涌泉穴,手法同前。直刺0.5~0.8寸;可灸。

太溪穴

位置：在足内踝尖与跟腱之间的凹陷处。

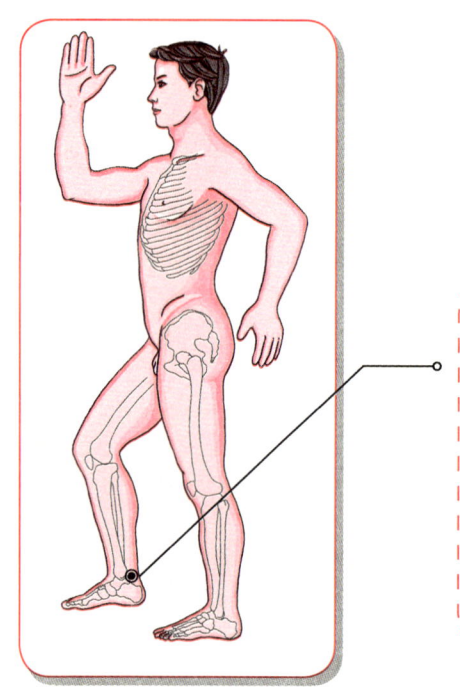

太溪穴 取穴时，可采用正坐，平放足底或仰卧的姿势，太溪穴位于足内侧，内踝后方与脚跟骨筋腱之间的凹陷处。也就是说在脚的内踝与跟腱之间的凹陷处。

功效：清热生气，滋阴益肾，壮阳强腰。主治头痛、眩晕，耳聋，耳鸣，咽喉肿痛，齿痛，失眠，健忘，遗精，阳痿，小便频数，腰脊痛，下肢厥冷，内踝肿痛。配肾俞治肾虚。

手法：用拇指指腹揉按本穴，每次1~3分钟，长期坚持按摩。寒则点刺出血或泻而多灸，热则水针或泻针出气。直刺0.5~0.8寸；可灸。

附录 小小穴位是个宝，清热祛火离不了

三阴交穴

位置：位于小腿内侧，足内踝尖上3寸，胫骨内侧缘后方。

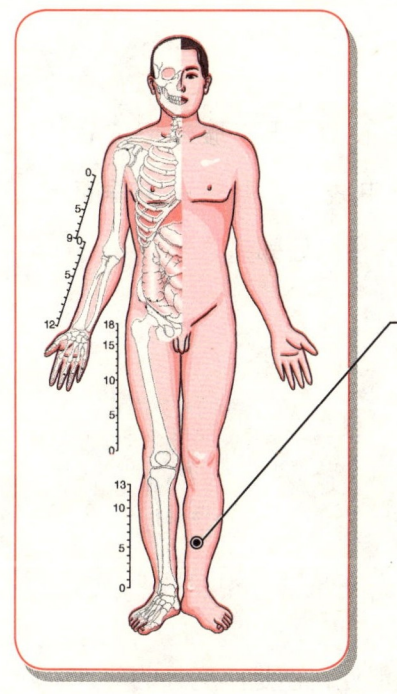

三阴交穴 于小腿内侧取穴，手四指并拢，小指下缘靠内踝尖上，示指上缘所在水平线与胫骨后缘相交点即是。

功效：调经血、益肝肾，健脾胃。主治肾热引起的遗精、阳痿、小便不利、水肿。

手法：寒则补而灸之，热则泻针出气或水针。直刺1~1.5寸；左旋按压20次。右旋按压20次。然后用右手按压左三阴交穴，手法同前。

关元穴

位置： 位于下腹部，前正中线上，脐中下3寸。

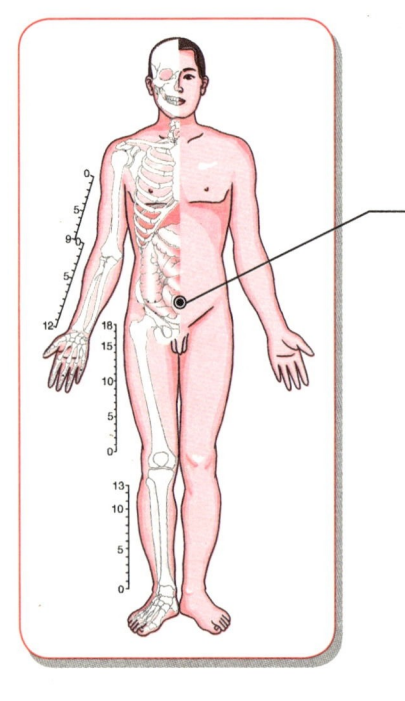

关元穴　于下腹部取穴，当正中线上，肚脐中央垂直向下4横指处即是。

功效： 关元穴是三阴经和任脉的交汇处，还是小肠经的募穴，除了壮阳之外，还能有效缓解肾火病症。该穴主治小腹疼痛，小便不利，尿频，遗精，阳痿，早泄，消渴，眩晕等。

手法： 双手搓热，置于本穴上，缓慢做环状运动，每次3~5分钟；直刺0.5~1寸；可灸。

每天晚上泡脚的时候，分别按揉两脚的涌泉穴、太溪穴各5分钟。按揉左脚时手指逆时针转圈，按揉右脚时手指顺时针转圈。然后躺在床上用掌心逆时针摩擦关元穴，速度不宜太快，感觉皮肤微微发热就行了。第二天早上，再按揉两侧涌泉穴、太溪穴一次。